秦丽娜　主编

男补肾　女养肝

nanbushen nuyanggan

中国纺织出版社

图书在版编目（CIP）数据

男补肾　女养肝 / 秦丽娜主编. ——北京：中国纺织出版社，2018.7（2024. 5重印）

ISBN 978-7-5180-4851-9

Ⅰ.①男…　Ⅱ.①秦…　Ⅲ.①男性－补肾－基本知识②女性－柔肝－基本知识　Ⅳ.①R256.5②R256.4

中国版本图书馆CIP数据核字（2018）第 056678 号

编委会：张海媛　李玉兰　黄建朝　范永坤　赵红瑾
祝　辉　王雪玲　史颖超　黄建猛　毛燕飞

策划编辑：樊雅莉　　　　责任印制：王艳丽

中国纺织出版社出版发行
地址：北京市朝阳区百子湾东里A407号楼　邮政编码：100124
销售电话：010—67004461　传真：010—87155801
http：//www.c-textilep.com
E-mail：faxing@c-textilep.com
中国纺织出版社天猫旗舰店
官方微博http://weibo.com2119887771
北京一鑫印务有限责任公司印刷　各地新华书店经销
2018年7月第1版　2024 年 5 月第 2 次印刷
开本：787×1062　1 / 16　印张：12
字数：180千字　　　　定价：49. 80元

男人≠女人，护肾养肝各不同

西方文化认为，上帝先创造了男人亚当，亚当拿自己的一根肋骨创造了女人夏娃，于是世界有了男女之分。事实上，大千世界，数不清的老老少少确实唯有男女之别才能理得清、道得明。男人与女人不仅性别不同，生理结构亦不同，日常所需更是有异，更别说现下盛行一时的养生之道。

肾为先天之本，男人的雄风、尊严及自信离不开强大肾功能的支持，这是任何金钱、权势、声誉都无法取代的。肝为“罢极之本”，女人的娇媚、柔情及贤良少不了肝功能的帮忙，这是任何化妆品、保养品、保健品都无法达到的。你还在犹豫什么？你是男人，在日常养生保健中更应该护肾；你是女人，在每日生活所需中要格外注重养肝。

夫妻间因为男人肾虚、女人肝郁而哭诉、吵闹、争执的“戏码”在我的小小诊所里根本算不上新鲜事儿，我也有了“免疫力”，从来不会因为男男女女拌嘴、打闹、掉眼泪而心烦或不知所措。要知道，谁都不是大夫，谁也不能自己给自己看病，再者说了，旁观者清，在诸多的拌嘴、吵闹声中，甚至在每一滴眼泪、每一次争执之中，我总能看见病患的病症所在或问题的症结之处。男欢女爱本该两情相悦、情投意合，却总因肾气虚、肾阳弱、肾阴亏、肾精少而男的垂头丧气，女的怨天尤人。家庭生活本该夫妻和睦、儿女孝顺、父勤母慈，却总因肾气不足而难以担当重任，因肝火旺或肝气盛而脾气暴躁、焦躁烦闷，甚至会因肾虚而不育、因肝气郁结而不孕，家庭都有可能分崩离析。

男人护肾、女人养肝固然重要，但重中之重还得落在怎么做上。有病本该投医，一味地打针、吃药除病可能快准稳，但终究治标不治本，还有不少不良反应。要想标本兼治，慢工才能出细活，日常调理才更加合理与安全。首先，大胆纠正自身错误的生活习惯与饮食习惯，规范作息时间，合理搭配每日膳食；其次，有事没事做做按摩、刮痧、拔罐，让肝肾在中医理疗下越“活”越健康；再次，坚持健身运动，甩甩手、抖抖脚，勤做深呼吸，肝肾跟着运动起来，让肝肾“喘口气”，给肝肾“放个假”。

世上无难事，只怕有心人。在护肾养肝这条道路上没有捷径、没有窍门，有的只是开始时的信心、执行中的恒心、一路上的细心、对目标的专心等，对于什么可行、什么不可行、什么可多为、什么不可为……做到心中有数尤其重要。男人护肾、女人养肝，你准备好了吗?

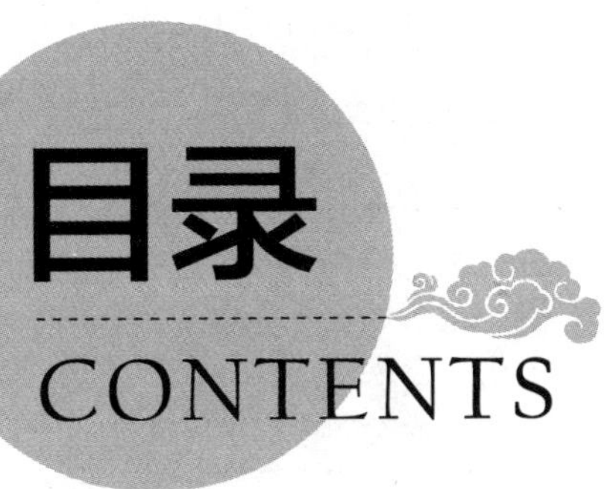

目录

CONTENTS

第四章 改掉伤害肝肾的不良习惯……69

第五章 把好入口关，吃出健康，养好肝肾…95

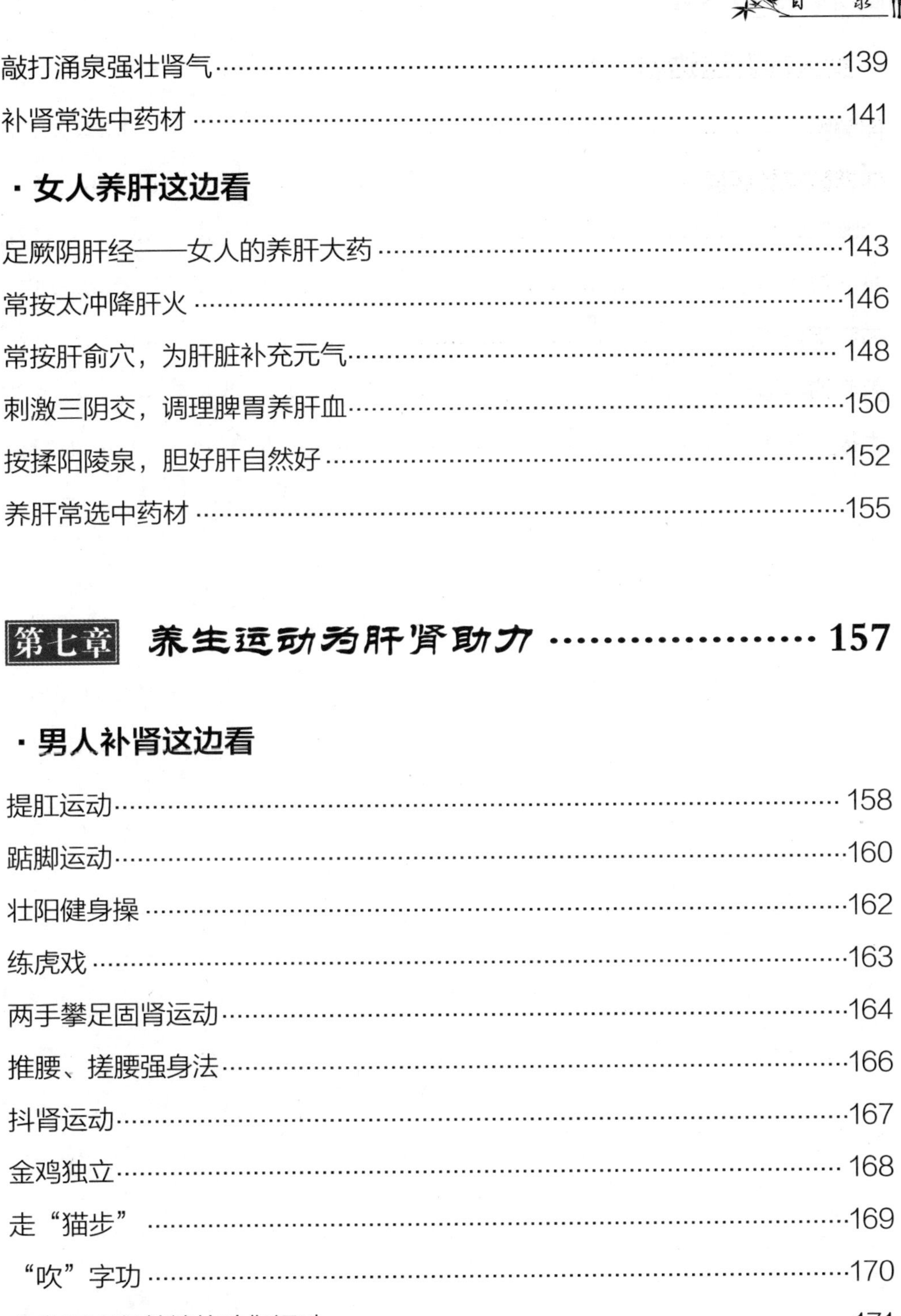

·女人养肝这边看

第一章 补肾，男人一生的必修课

随着养生观念普及度的不断增强，补肾已不再是什么新鲜话题。对于补肾来说，许多人都能说出一二，特别是男性朋友更有着独到的心得体会。为什么这样说呢？通俗些讲，肾就如同男人的命，养肾是男人一辈子的大事，需要用一生的时间去经营。中医将肾称为『作强之官』，强指的是弓箭，要拉弓射箭力气是决定条件，而力量从何而来呢？肾气足是人体力量的来源；肾主藏精，掌管着男人的生长发育以及生育大权……如果让我来讲述肾脏对男人的重要作用，我想能讲出一大堆话，因受篇幅所限，此处不多赘述，本章后面的小节将把这一话题延续下去，为大家详细解析。

了解肾脏的阴阳五行

最近在拜读名师名家的一篇关于阴阳五行的论文，深受启发，不巧被我远方亲戚看见，还语重心长地告诫我："你可别被迷信误了前程。"一听这话我顿时就懵了！迷信，何为迷信？这位亲戚恐怕是看穿了我的不解，瞟了一眼我桌上的论文，这下我才恍然大悟，原来迷信的对象竟然是阴阳五行。

说起阴阳五行，许多人将其定格为"伪科学"，这是因为普通人很难参透阴阳五行说。不仅普通大众如此，就连中医水平一般的医者都未必能够透彻理解阴阳五行之说。实际上，人体的一切活动都可追溯到阴阳五行。本节所讲的肾脏也同样与阴阳五行有着密不可分的关系。只是，要想了解肾脏的阴阳五行，首先要搞清楚到底什么是阴阳五行论。阴阳五行学说包含朴素的唯物论与自然的辩证法，五行是构成世界万物的物质，包括金、木、水、火、土，而所有的物质都有阴阳两面，即对立的两面。这一套学说不是伪科学，更不是迷信，在临床医学上的贡献还是很大的。

首先，我们来看一下阴阳学说。

阴阳概念自古就有，相传始于盘古开天地，天为阳，地为阴，在人们的不断实践中，阴阳又有了明确的区分。太阳、男性、力量、光明、热等带有向上的、积极的、肯定的、善意的、热情的属性均归为阳，而月亮、女人、软弱、冷等偏向于下沉的、静止的、消极的等冷淡的属性则归为阴，当阴与阳被运用于自然界、人类的生老病死时，阴阳学说就此产生。

阴阳学说提出任何事物都存在对立面，有阴必有阳，有阳必有阴，两者相互制约、相互依存，共同维持着人体的动态平衡。就拿我们日常生活中最常见的感冒发烧来说，在中医论治过程中，不应该只看到体温不断上升这个事实，还要分清是风热型感冒还是风寒型感冒，两者的治疗方法也是截然不同的，只有找对了导致感冒发烧的直接病因也就是它的对立面才能有效地施药，不适症状才能更快地得到改善。此外，稍微了解中医的人都知道，中医治病循经把脉是重要的方法，而人体的12条经脉同样是按照阴经和阳经进行区分的，如手太阴肺经、手太阳小肠经等。由此可见，阴阳学说在中医论治过程中起着至关重要的作用。其次，我们了解了阴阳，那么再来看看五行是怎样规范的。五行是阴与阳相互作用的产物，木、火在土地之上，属阳；金、水在土地之下，属阴。其中，火比木更活跃，故属至阳；而水比金的位置还下，故属至阴；土则属于中性。另外，木生火、火生土、土生金、金生水、水生木，这种五行循环，就叫做“五行相生”。这就好比一个圆形运动，最基本的要素是圆心以及上下左右四个极点，无论是升降出入，运行一个周期后还得重新回到原点，重新开始新的周期，这才能保持整个系统的平衡。若是违背这种循环，如木克土、土克水、水克火、火克金、金克木，这又叫做“五行相克”。

阴阳学说对中医、对人生观、对价值观都有所涉及，而组成世界万物的金、木、水、火、土这五个元素或成分对中医，尤其对五脏六腑，起着举足轻重的作用。在中医的五行理论中，将人体的内脏分别归属于五行，并用五行的特性来说明五脏六腑的生理功能，如肝属木、心属火、脾属土、肺属金、肾属水，胆属木、小肠属火、胃属土、大肠属金、膀胱属水。人体的五脏六腑同样要遵循阴阳五行相生相克的原理，当五脏六腑相互协作互生互长时，人体则呈现出健康的表象，反之五脏六腑相互克制，则是各种疾病滋生的先决条件。

在中医理论中，当阴阳与五行巧妙结合，才能形成比较完整的中医五行理论，对中医临床实践或疾病的防治均有一定的指导作用。经过以上内容的认识，相信读者朋友们对阴阳五行学说已经有了或多或少的理解吧，那么我们就把这一观点应用到本章所讲的肾脏上，了解一下肾脏与阴阳五行的关系。

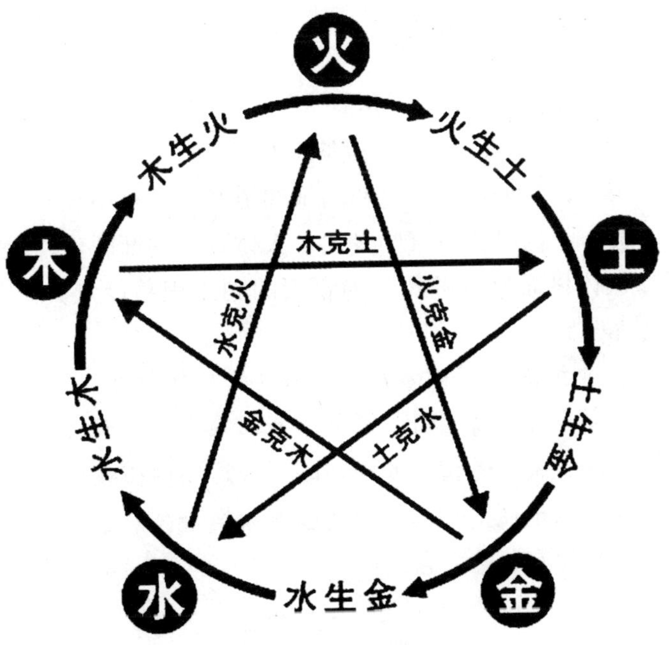

中医的阴阳五行理论图谱

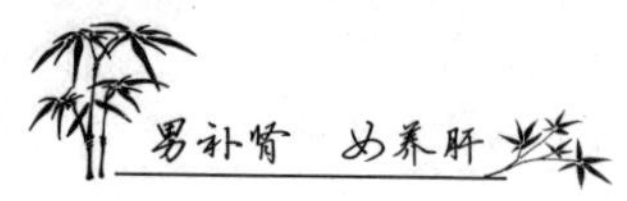

秦医师告诉你 肾脏的阴阳五行论

肾为五脏之一，位于腰部脊柱两侧，左右各一，右肾略靠下，左肾略靠上。肾在外形上像极了豇豆，呈明显的椭圆形，略微有点弯曲。这一小小肾脏有着大大能量，是生命之源、生长发育之基石、生命活动之依靠。

肾的阴阳属性

与六腑相较，身为脏器的肾当属阴脏；对五脏而言，肾位于膈之下、腹腔内，膈上属阳，膈下属阴，故肾为“阴中之阴”。

根据《黄帝内经》的说法，肾为五脏六腑精气所居之处，此处肾阴和肾精都很充沛，阳气得以涵养，五脏六腑的功能便可以得到正常的发挥，阴气与精气也更加充沛，机体进入良性循环。此外，在中医理论中有肾为“阴中之少阳”的说法。从经络上理解，肾属足少阴，与足太阳膀胱相互络属、互为表里，因此得以此说。

肾的五行属性

根据《素问•五运行大论》中“北方生寒，寒生水，水生咸，咸生肾，肾生骨髓，髓生肝。其在天为寒，在地为水，在体为骨，在气为坚，在脏为肾”，我们可以清楚明白地知道肾在五行中属水。冬季酷寒，阴气盛而阳气衰，根据时令节气的变化，人体肾气逐渐旺盛，阴液内藏，出汗少，阳气躲在体内而温养脏腑，为春天的到来积蓄能量。由此可见，肾为水脏，通于冬气。

根据五行相生相克的理论，肾本属水，与心相济，与脾相依，肝为肾之子，肺为肾之母。另外，肾属寒水，与五气之寒、时令之冬、五色之黑、五味之咸有着密切的内在联系。这些内在联系总是会以一些自然现象呈现出来，这也往往是与生理病理现象结合在一起的，对于中医解释或防治肾的病理变化有着重大意义。

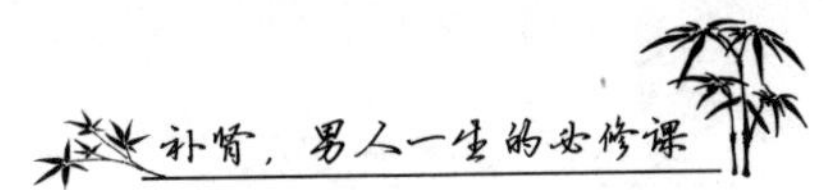

中医解读肾的功能

记得有一次，我应邀到一所大学讲授健康知识，当我讲到人体的重要脏器——肾，我让大家谈谈对肾的认识。有一位同学不假思索地站起来大喊：“肾就是腰子，男人非要不可。”我没有作答只是微微一笑，继续追问：“那你能说明一下肾功能有哪些吗？”这位同学似乎有点没底气，小声地说了句：“肾功能不就是性功能吗？”

这位同学的回答引起了哄堂大笑。其实，这位同学的回答并非完全错误，肾确实与性功能有着密不可分的关系。但肾的功能十分强大，性功能只是其中的一个方面。可是，当我继续询问其他同学时，却很少有人能将肾功能明确地完整地回答上来。不少人是只知其一不知其二，甚至有人将肾功能完全归结于“生育”功能。提到生育功能，让我想起了曾经接待的两位患者。

妻子姓李，丈夫姓孙，二人婚后一直在为事业打拼，拼命地挣钱，结果耽误了生孩子的最佳时机，等到挣够钱了，想起要孩子的时候却一直怀不上，夫妻之间也互相推卸责任，甚至互相责怪。一天，他们跑到我这里就诊，刚进诊室就吵起来了。经过仔细询问，原来夫妻两人正为不能生育吵得不可开交呢！于是让他们分别就坐，开始了问诊、把脉等一系列流程。为了进一步确认病症，我又给二人开了几项化验单，要求他们做进一步化验。可就在这时，二人又争吵起来了。什么肾虚、阳痿之类的难听话又都冒出来了，似乎他们已经认定了肾就是导致他们不孕不育的罪魁祸首。我见状急忙劝解道：“这生孩子是夫妻双方的事儿，你们相互指责无济于事，赶快去做检查，得出结果来一起努力想办法争取早日怀上个健康宝宝，岂不是皆大欢喜？”夫妻二人听后忙和我道歉：“医生，你说的对，我们失礼了，耽误你的工作，实在很对不起。”说完，转身去做检查去了。

中医认为，肾藏精，与性功能有很大关系，也与生儿育女息息相关，却并不能起绝对作用，不孕不育并不能与肾功能失调直接挂钩。

秦医师告诉你 肾的5大功能

肾藏精：掌管生长、发育、生殖大权

肾可闭藏人体的精气，使精气不能任意流失。精气是构成人体的重要物质，对人体的生长发育以及各项功能活动起着决定性作用。所以中医认为，“夫精者，生之本也”。肾所藏之精气有先天与后天之别，先天之精气来源于父母，是构成胚胎发育的原始物质；后天之精气则来源于出生后每日的饮食，由脾胃运化而来，甚至脏腑功能活动后所剩下的精气也会留存于肾脏之内。尽管如此，这两种精气仍然相互依存、互为所用。先天之精气要很好地发挥生理功能，需要后天之精气不断地培育和充养；后天之精气要化生则需要先天之精气的支持。

人的一生说长也不长，说短也不短，肾中精气却始终紧紧跟随，一步都不曾离开。出生之后，先天之精气得到后天之精气的不断充养，肾中精气逐渐旺盛，帮助幼年时期的我们更换牙齿、生长头发；到了青春期，体内产生促进和维持性功能的物质“天癸”，于是男人精气充足，女人开始出现月事，这就意味着生殖能力产生；壮年逝去，肾中精气衰退，天癸逐渐减少，生殖能力下降，消失之时就是老年到来之际。可见，肾主宰着人的生、长、壮、老等。

肾主水：调节水液代谢

肾为水脏，具有主持和调节人体水液代谢的作用，具体的运作流程如下：

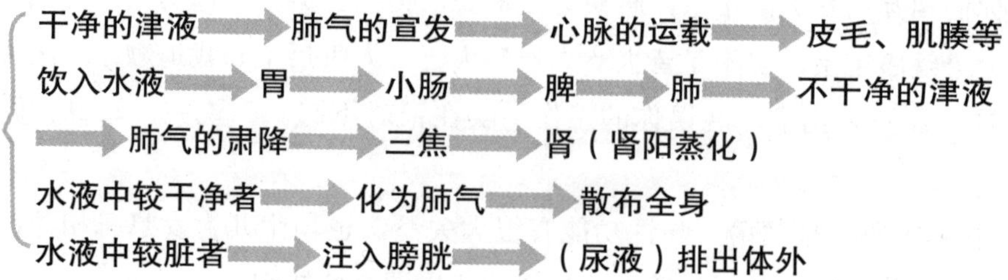

干净的津液 → 肺气的宣发 → 心脉的运载 → 皮毛、肌腠等
饮入水液 → 胃 → 小肠 → 脾 → 肺 → 不干净的津液
→ 肺气的肃降 → 三焦 → 肾（肾阳蒸化）
水液中较干净者 → 化为肺气 → 散布全身
水液中较脏者 → 注入膀胱 → （尿液）排出体外

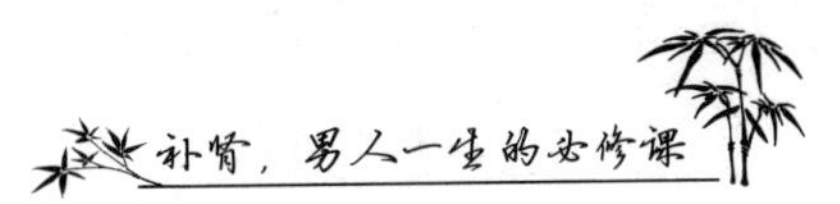

从上页图可得出结论：任何一个脏器功能失调，都有可能会使水液代谢异常，但肾在这一过程中的作用显得更为重要。五脏六腑的阳气都得仰仗着肾阳，三焦的气化作用也来源于肾气，肾还主二阴，肾的气化功能正常则二阴开合正常，水液代谢正常。

肾主纳气：保证呼吸顺畅

呼吸看似为肺所管，却离不开肾的调节作用，肾气可使呼吸顺畅，帮助呼吸保持一定深度，这就是肾纳气功能的体现。然而肾与肺紧密联系的最大功臣是经络，因为经络的联系，由肺吸入清气，依靠肺气肃降，方可下达于肾，肾则将这一股清气藏于自己囊中。在这一过程中，若肾功能异常，肾的纳气功能受到阻碍，呼吸就会不顺畅，咳嗽、哮喘等不适会相继出现。

肾藏志：影响人的精神意识活动

精神意识活动由心所主，却分属五脏，其中意志、决心、毅力则藏在肾精之中，并受它左右，正所谓“肾藏精，精舍志”。肾精充盛，脑力充足，志得以涵养，表现出意志坚定、毅力强、足智多谋、反应灵敏等；肾精不足，则志失所养，表现出意志消沉、精神萎靡不振、处事优柔寡断、反应迟钝等。

肾主骨、生髓

肾藏精，精可生髓，髓生在骨中，故骨因髓而得以充养。也就是说，肾精要是充足，骨髓得以生化，骨骼也会变得坚固有力；若肾精亏虚，则骨髓化源不足，骨骼得不到营养就会变得脆弱，小儿出现发育不良等表现。

肾主骨，而牙齿与骨骼同出一源，故牙齿也与肾精有密切关系。肾衰则齿豁，精盛则齿坚，虚热则齿动。肾生髓，髓有骨髓与脊髓之分，脊髓上通于脑，脑为髓之海，可见髓与脑有着颇深的关系，脑髓为肾精化生而成。肾精充足，脑髓充盛，思维灵光；肾精不足，脑髓空虚，人显得木讷呆滞。

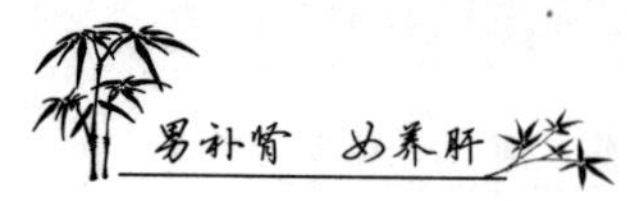

肾脏故障，累及全身

我们常说“心、肝、脾、肺、肾”，虽然肾排在五脏中的最末一位，却有着极其重要的作用。记得一位肾病专家打过这样一个比方：人体就是一个大工厂，肾是一个小小锅炉，身体燃烧后产生的煤渣必须经锅炉排出。锅炉若出现故障，废物将排不出去，锅炉不仅会被损毁，整个身体系统也会崩溃。

我曾接诊过一位年轻的小伙子，他是一位出色的软件设计师，虽然不到30岁，但年收入却非常可观，所以在选择女友上格外挑剔。好不容易遇到一位自己喜欢的人，也步入了婚姻殿堂，却发现自己在性生活方面出现了问题。于是到医院找到了我。他见到我的第一句话就是“医生请救救我的婚姻，我不想离婚，不想成为一个没用的男人。”经过问诊我发现，这个小伙子是个工作狂，每日超负荷工作，作息规律严重失调，再加上日常饮食无常，导致身体机能下降，出现失眠多梦、不思茶饭、周身疲乏等不适症状。此外，小伙子的面色黯淡、毛发干枯没有光泽，耳廓显得干瘪。随后，我为其诊脉发现其心肾功能不调。为了进一步确诊，我让其做了相关的一些检查。

检查结果证实了我的诊断，于是我为他开了一些养心安神以及调理肾功能方面的药物。小伙子疑惑地问：“医生，我不是性功能有问题吗？为什么要开健脾益胃的药物，这与我的病有关系吗？”这不仅仅是患者的疑惑，很多读者朋友们肯定也觉得百思不得其解吧！

其实，肾脏的健康与否，往往在人体体表就能表现出来，正如案例中提到的一样。中医讲“肾开窍于耳”，肾精若不足，耳廓就会显得干瘪、干枯，毛发也会显得干枯无华，甚至脱发、白发。肾阳若不足，面色发黑，甚至有黑眼圈，面部还会浮肿。所以，男性朋友们可时常对着镜子观察观察自己的体表，若同时出现以上提到的多个表征就要引起注意了，最好到医院进行体格检查。

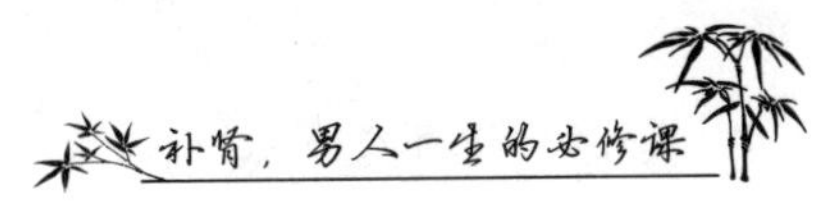

秦医师告诉你 肾与其他脏腑的病理联系

中医认为，人体的五脏六腑是相辅相成的，一方出现了问题，往往会累及其他。事实上，肾对人体而言有着非常重要的作用，而肾功能的正常发挥往往与其他脏腑有着直接或间接的联系。那么具体来说，肾与其他脏腑之间到底有着怎样的关系呢？

◎**肾与心：**心五行属火，位于膈上属阳；肾五行属水，位于膈下属阴，肾与心是水火、阴阳相济的关系，心需要肾水的滋养，肾需要心火的温暖。肾功能下降，心也将受到影响，易出现失眠、心悸、怔忡、心烦、腰膝酸软等症。再者，心主神，肾主志，若肾精亏虚，则易出现惊悸、健忘、多梦等症。

◎**肾与肝：**肾与肝在精血上互相滋生，阴阳上相通，疏泄与闭藏上互相制约。肾精亏虚，肝血可能不足，出现脸色苍白、嗜睡等症；肾主闭藏，肝主疏泄，两者相互制约，若肾之闭藏功能失调，男子则会出现遗精、滑精、不射精等问题。

◎**肾与肺：**肺主呼气，肾主纳气，肾气旺盛，呼吸才能顺畅。若肾气不足，纳气失职，则会导致肺气久虚，出现一动就气喘、气短、干咳、小便短赤、骨蒸潮热、盗汗等不适。

◎**肾与脾：**脾主运化水液，肾主水，两者共同参与津液的生成、输送与代谢。若肾出现问题，脾运化功能将失调，易出现水肿、小便不利等症。

◎**肾与膀胱：**肾为水脏，膀胱为水腑，膀胱排泄尿液，需要依赖肾阳的气化作用。若肾功能失调，肾气不足，气化运作将失常，膀胱的排泄异常，尿频、尿急、遗尿、小便失禁等症状将会出现。

◎**肾与胃：**胃主腐熟食物，而肾阳是胃纳谷腐熟的原动力，故肾功能失调，肾阳将不足，就好像一锅菜没了火，煮不熟吃不成了，将出现呃逆、脉虚无力等。

◎**肾与三焦：**肾为元气之根，三焦为元气通道，肾阳为气化提供动力，三焦为气化提供场所。若肾功能失调，肾阳不足，气化没有了动力，三焦将不通，小便将不利。

掌握肾脏的健康信号

我曾经在一本医疗杂志上看到这样一项调查结果：在发达国家，普通人群患慢性肾病概率高达 16%，仅美国就有近千万的人群患病；在我国，普通人群患病率也有 10% 左右，其中主要集中在 40 岁以上人群。根据这一调查结果，推算出我国目前患有慢性肾脏病的人数极有可能已经超过 1 亿。这是多么惊人的数字，然而，如此高发的病却并没有引起大家的重视，甚至很多人对肾脏病都有点陌生。正因为如此，“世界肾脏病日”于 2006 年起出现，并于每年 3 月份的第 2 个星期四定期出现，目的就是为了提高大众对肾脏病的认识，普及防治肾脏病的常识。

相对心脑血管疾病而言，慢性肾脏病的临床表现确实比较隐秘，它多半会在不知不觉中出现在人体之中，体检时才会被发现。有些人即便察觉到不舒服也不以为然，还有些人甚至确诊了慢性肾病都不能足够重视。

我曾经接触过一位肾病患者，他一走进我的诊疗室就喋喋不休地说个没完：“我每天朝九晚五地上下班，吃香的喝辣的，平平安安地度过了40多个光景，今年却‘行大运’了，中了‘头彩’，居然腰酸背痛了好长一段时间，前一阵我走路都费劲，根本不敢直起腰杆。”通过一系列的检查，例如尿常规、血常规，果真有些小问题，经过一番询问，得知该患者除了腰痛之外，胃口也变得不好，有时还会恶心、呕吐。患者一直以为这是喝酒过度有点伤脾胃的表现，所以根本没在意。就在我询问时，他还一个劲地催我给他开点补肾的药吃吃。我急忙解释道：“药可不能乱吃，吃出毛病来可不是个小事。你现在得去做个肾功能检查。”患者拿着化验单半信半疑地去做了检查，结果显示慢性肾炎。我说：“慢性肾炎虽说不是大病，但也不是小问题，你也不必过度紧张，按时吃药，积极配合治疗，再注意戒烟戒酒、清淡饮食、起居有序，是可以治愈的。”患者听到我如此说，松了一口气，说“能治就好。”

慢性肾炎及其他肾病只要早发现，基本都是可以治疗的。生活中只要够细心，在家就能自我检查肾脏是否健康。

秦医师告诉你 肾的求救信号

精神不振，周身无力

肾脏不好，体内的很多废物不易排泄出去，精神很容易萎靡不振、身心俱疲，老有想睡觉、全身没劲儿的感觉。如果有以上症状出现，尤其是休息后不适感也无明显好转，说明不是过度疲劳造成的，此时就要考虑是否是肾脏出现问题了。

腰痛、腰酸

肾脏的具体位置在脊柱两侧的腰部，所以腰痛或腰酸，除了肌肉组织劳损外，你还得考虑到是否肾脏有问题。

尿多尿频、尿有泡沫、血尿

健康的人每天排尿4～6次（喝水过多者除外），尿量为800～2000毫升。一旦排尿次数、排尿量过多或过少都有可能是肾脏不好的征兆。另外尿有许多泡沫，也有可能是蛋白质从肾脏漏了出来，这也是肾脏不健康的信号。尿潜血，则是肾脏不好给出的重要信息，需上医院做详细检查。

水　肿

喝水太多、睡眠时间太长、过度肥胖等有可能使眼睑、面部、小腿等处出现轻微的水肿，但如果不是这些原因引起的水肿，那就有可能是肾脏出了问题。

肾是一个非常脆弱的器官，使用稍稍过度，如熬夜久了、坐久了等，都会给肾带来伤害。所以，肾脏“累”的信号，你一定要用心体察，不给肾脏罢工的机会。

肾为先天之本，男人必须补肾

一提及肾，大家想当然地会与男人挂钩。事实上肾对男人来说确实非常重要。一份调查研究数据显示，在生活环境严重污染、生活节奏不断加快的现代社会，男女都会感觉到身心俱疲，男人肾虚的概率比女人高，且大多集中在40～50岁。

不论从理论上还是从现实生活中讲，男人确实比女人更需要补肾。男人在生活中担负着比女人更多的生活压力、社会压力与家庭责任，故肾精耗损会更大。另外，男人出席社交场合的机会多，接触烟酒的机会更多，肾精亏损也会比较多。随着年龄的增长，尤其到了中老年，肾精会逐渐衰退，性机能与生殖能力也逐渐减弱，“老来得子”的事实少之又少。我在上文已经讲过，肾精有两个来源，一是先天父母遗传，二是后天补给。先天父母遗传是不可改变的，若后天补给供应不上，极易造成肾精不足。

肾虚要补肾，但是并不是非得等到肾虚才能补肾，日常生活中有病没病都得关心肾、保养肾，别让先天之本影响后天之发育与生育。

说起补肾，让我想起曾经碰到的一位大学生，记得他面带痛苦、驼背弯腰、慢吞吞地走进我的办公室，小心翼翼地坐下，不好意思地说：“医生，我腰痛，会不会是肾虚啊，我看网上说肾虚可是大毛病，我有点害怕，您赶紧给我检查检查吧！”说完，他就准备掀起衣服了。我赶紧制止，明明白白地问了问缘由。这孩子完全是因为缺乏锻炼导致的腰痛，与肾虚相隔十万八千里呢！

肾虚和腰痛可不是一回事，腰肌劳损、腰椎间盘退变都会引起腰痛，若你盲目补肾，恐怕会加重疼痛，甚至引发炎症。不仅如此，有时就算是性功能低下都不一定是肾虚的表现，心理压力也会使性功能下降，吃再多的补肾壮阳药也没用。

现代社会，男人确实需要补肾，关键肾还是得补在日常、养在每天，不可盲目跟风，更不可激进求快。

秦医师告诉你 男人这么补肾

补肾不等于壮阳，市面上琳琅满目的鹿茸、淫羊藿、羊鞭以及进口化学性保健药物未必帮得到你。有些人花大价钱买来昂贵的补肾中药材，在家制作药膳，可结果并不明显，这真是花钱不得其所，吃力不讨好。其实日常生活中补肾没那么复杂，只需做到劳逸结合、科学饮食、运动适当就可以了。

劳逸结合，杜绝外来伤害

工作再紧张、烦心事再多，该睡觉时就得按时休息。休息就是为了养精蓄锐，养足精气神，帮助肾脏恢复“神气”，决不让肾脏丢了“精气神”。休息充足，精神状态自然也会饱满，压力与悲观情绪都会随着疲惫的消失而消失，这对肾也是一种保护，毕竟肾恶怒与烦。除此之外，补肾还应包括保护肾免受外来伤害，如工作时避免过度负重，不挑力不能及的重担，不提举不起的重物，并要懂得避开外来伤害，自行车最好都不要远距离骑行等。

饮食清淡，避免助火伤精

咸伤肾、淡渗湿，日常饮食宜淡不宜咸，还得多喝水，既补肾养肾又利水消肿。平时尤其不能喝酒，少吃葱、蒜、辣椒等刺激性调味料，以免体内火大伤精。虾、淡菜、母鸡、鳝鱼等，男人不妨多吃点，可以补肾生精，有利于提高性功能。

活动筋骨，防止肾气亏虚

经常活动筋骨，尤其是腰部，有利于促进全身的气血循环，使肾气得到不断补养，从而帮助强壮筋骨、强健体魄，增强肾藏精纳气的功能。

肾中藏真精，男人才“性”福

“十个男人九个虚，你行吗？”某药店门口挂着这样一幅补肾药的广告，这让不少路边的男人偷偷侧目。对男人而言，最害怕的疾病或身体不适当属“肾虚”。专家曾对100位年龄不同的男人做过调查，结果显示至少有一半的男人“被肾虚”了。

肾虚不是病，一旦缠上身，就会变成有关颜面的大麻烦，很多男人为了顾及脸面，不看医生，还瞒着妻子，盲目壮阳进补，结果大多都无济于事，甚至火上加油，越补越虚。在上文，我曾提到过，肾为先天之本，具有藏精之功，对男人的“性”福有着举足轻重的作用。同时，我也一直强调性功能虽说与肾有关，但并不是起着决定性作用。男人性功能下降或性功能出现障碍，有可能是肾精不足造成的。

38岁的赵先生最近很长一段时间对妻子提不起性趣，进行性生活时也总是力不从心，这让他一度萎靡不振，上网查了查，怀疑自己肾虚了，于是瞒着妻子买了些补肾壮阳的药品和保健品，一周过去了，赵先生的肾虚症状并未得到改善，反而经常失眠、多梦、盗汗。

生活节奏快、工作压力大、社交场合多，这让男人的精神状态和心理状态严重受损，甚至连肾都难以负荷了，男人的“性”福生活也得跟着打折。但是肾虚不是性功能障碍或性功能降低的唯一原因，肾精亏虚才是根本原因。

秦医师告诉你 精与肾精

精，有精华、精微等多重含义；肾精是人体生命构成的物质成分，而且是精华成分、精微物质，主宰着人体的生长、发育，掌管着人类的生殖与繁衍，连男人的“性”福生活都逃不出它的手掌心。

肾主水液，可保周身畅通

肾有阴阳之别，对人体水液代谢涉及的各个脏腑器官具有一定的调节作用，因为水液的生成、输送、排泄等与胃的消化、小肠的泌别清浊、大肠的主津、脾的运化、肺的宣发、三焦的输送等紧密联系，肾脏主水功能一旦失调，与此相关的五脏六腑均会受到不同程度的影响，这必然会引起水液代谢不畅，致使全身不适。肾阳善于以自身的温熙来帮助水液蒸化，肾阴则能助津液的生成一臂之力。换句话说，肾阳若不足，肺、脾、肠的气化功能失效，水液输送受阻，易引发痰多、咳喘、小便量多且浑浊等不适；若肾阴不足，津液的生成则不足，口舌干燥、皮肤干枯、肺热等问题接连出现。

40多岁的黄先生，身体一直很好，近日来总觉得腰酸背痛、畏寒怕冷，腿部稍有水肿的现象。起初黄先生以为是感冒，吃了一些感冒药以后，症状并未减轻，且水肿现象越发严重，且又出现了尿量减少、周身疲乏的症状。黄先生担心身体出现大问题，便到医院找到了我，经过诊断发现，黄先生的肾气虚衰，气化失常。听到我的诊断结果后，黄先生疑惑地问道："肾虚怎么会有水肿？这不是风马牛不相及的事吗？"

肾被称为"水脏"，掌管着人体的水液代谢。肾气虚弱人体的水液代谢便不能正常运行，久而久之会造成膀胱气化失常，开合不利，从而引起水液潴留在体内，水肿便就此形成。

秦医师告诉你 人体内储存的5种水液

肾主水，首先就得理清楚何为水。水乃体内正常液体的总称，主要包括以下5种：汗、涕、泪、涎、唾。这5种液体均由肾所主，肾之液入心则为汗、入肺为涕、入肝为泪、入脾为涎、自入为唾。

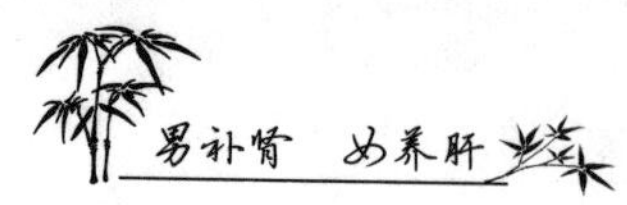

男人想强壮，补肾是根本

爱美之心人皆有之，男人喜欢美女，女人喜欢帅哥，这不是虚荣心在作祟，而是追求美的自然心理表现。美或帅，其实并没有一定的标准，关键还在于自己的喜好。对于男人的美，我想强壮是一条重要的标准。那么“强壮”一词就有着多层含义了，且与肾有着扯不断的联系。从中医角度来讲，如肾藏精，肾中之精气充足，人体的生殖器官发育、生殖能力都会大大提升，一些有关性功能减弱的症状，如阳痿、早泄、遗精、性机能低下等都会离得远远的，这是男人强壮的表现；肾藏精，主骨生髓，肾精充足则骨骼强健、身强体壮，肾阳充盛的男人说话不娘娘腔、行事不扭扭捏捏、遇事不畏畏缩缩、为人坦坦荡荡、待人不小家子气，这也是强壮的变相体现。

邻居家的李女士经常与老公发生口角，他家是典型的妻管严，老公每天忙着伺候老婆的饮食起居，老婆却不知好歹，天天说老公“无能，像个娘们儿”。一天他走进了我的诊室，跟我猛倒苦水。经过诊断发现，他的肾功能有些下降，以至于说话底气不足，性生活方面出现问题。于是，我根据他的病症开出了一副药单，并要求他每天坚持服药，一个疗程后回来复诊。就这样，邻居坚持治疗了两个疗程，不适症状渐渐消失，夫妻间的吵架也越来越少了。

秦医师告诉你 别忽略让自己更加“强壮”的关键期

男人有两个重要的补肾时期：一是新婚燕尔，性生活频繁，此时的男人要补肾，尽可能控制性生活的频率，多吃壮阳补肾的食物；二是40岁之后，肾精渐渐亏虚，天癸逐渐减少，此时需要补肾，让自己更强壮。

肾为肺之子，肾强呼吸畅

老乔是我的一位老邻居了，我们两家经常相互串门。刚刚年过50岁的他总给人一副弱不禁风的感觉。特别是最近一段时间，他似乎都不敢外出，就连他最喜欢的太极拳也不打了。一天我碰到了老乔的爱人，询问之下才知道老乔的哮喘病复发，而且这次比每次都严重。到医院看了两次，吃了不少药都不见大起色。这不连家门都不敢出了。

当天下班后，我和爱人一同去老乔家里探望，老乔见我如见救星一般，连忙握着我的手虚弱地说："我的救星来了，赶紧给我看看，我快喘死了。"语毕便深深地吸了几口气。

老乔的爱人在旁说："他这喘的毛病已经好多天了，动作稍微大一点就喘得厉害，而且还经常咳嗽，白天咳夜里也咳，一天夜里他正睡着觉便咳嗽起来了，居然将身下的褥子尿湿了。"老乔听后很尴尬，拉了拉爱人的衣襟，我笑着对他说："您让嫂子把话说完，这对诊断病症有帮助。"

老乔的爱人继续说："自从哮喘发病以来，他比先前瘦了好多，食欲大不如前了。"听完老乔爱人的介绍后。我看了看老乔的舌苔，舌苔淡且薄。随后我又为其把了一下脉，发现其脉搏很沉且微弱。我认为老乔的病根在肾气虚上。次日老乔来医院做了详细检查证实了我的诊断。

中医认为，老年人多哮喘，且男人多于女人，大多是因肾气不足所致。"肾为肺之子"，主纳气，可保证呼吸畅通。

秦医师告诉你 老年虚性哮喘患者的注意事项

首先，切勿乱用药物。虚性哮喘发病时，最好找到真正的病因，合理施药。其次，注意饮食清淡，避免食用过于油腻、易发过敏的食物。再次，避免过度劳累，让身体充分休息。第四，调节不良情绪，避免过度忧思。

肾藏精，精舍志，做意志清晰的智慧男人

提到“肾藏精”，相信许多男人都能理解其含义，上文我也做过许多相关解释。但提到“精舍志”相信大家会觉得一头雾水，到底什么是“精舍志？”说白了就是肾精充足，才能掌管好人体的意志活动，才能使头脑清晰、思维敏捷、意志坚强。估计说到此处，男士朋友们就更迷茫了，人体的意志活动不是归大脑管吗？怎么又跑到肾上去了？按照中医理论来讲，人体的精神意志活动是由心生的，但其中的意志问题分配给了五脏中的肾掌管。所以才有“肾藏精，精舍志”的说法。

其实，对于普通大众来讲，能分清这个问题确实不是一件容易的事儿。记得前段时间我接诊了一位患者。他平时总觉得精神恍惚、爱忘事、思维迟钝，上司交代下来的工作屡屡出错，自己策划出的方案也频频被否，为此领导曾多次找他谈话。于是，他开始怀疑自己的大脑出了问题，便到医院做了个脑部检查，结果显示一切正常。为此他怀疑起检查结果的真实性。自己明明出现了多种不适症状，大脑怎么会没有问题。他把疑虑说给了主治医生听，医生建议他来检查肾功能。这位患者将信将疑地挂了我的专家号。经诊断，此人肾精不足，肾气虚。

秦医师告诉你 巧辨肾精亏虚

肾精亏虚的5大典型症状是：耳聋、耳鸣，并伴有头晕目眩、腰膝酸软、五心烦热。肾开窍于耳，肾精亏虚耳部会失去营养的滋补，故而出现耳鸣、耳聋的症状；腰为肾之府，肾精不足，腰府部会失去濡养，而出现腰膝酸软；肾精不足，虚火上炎，心脏功能受阻，故见五心烦热、颧红，当虚火扰动精室，便会出现遗精、滑精等症状。

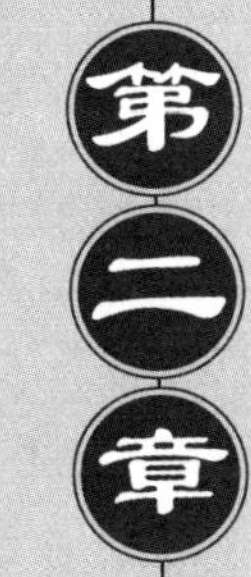

第二章 肝好，身体好，女人更美

爱美是人之天性，但你有美的资本吗？看到这句话，许多女性朋友不免要摸摸腰包，看看口袋里的钱是否给力。难道想变美就一定要花大价钱吗？我的答案是否定的。中医讲究由内养外，认为健康才是美丽的根本。而对于女人来说，肝就是血库、血液调度中心，掌管贮藏血、调节血、分配血，肝血充足、调配功能正常发挥，人体才能健康，外表自然光彩照人。所以，请不要羡慕她人的健康美丽，只要你是个有心人，注意生活调养，健康与美丽同样属于你。

了解肝脏的阴阳五行

中医学中的阴阳五行论是一个极其庞大的理论，囊括了中医学中的众多方面。第一章中，我曾粗略地为读者们解析了阴阳五行的理论基础。为了让大家对阴阳五行论了解得更加透彻，本章中我将以肝脏的阴阳五行为契机，向大家多介绍一些关于五行阴阳说中相互影响、相互转化的问题。

五行学说作为一种方法论或世界观，贯穿到中医学理论的各个方面，不仅能用于“解剖”人体的五脏生理病症，还用于指导疾病的诊断和治疗，对中医临床实践有很重要的理论指导意义。可以说，五行论在中医体系中成功完成了从哲学到医学的蜕变，让中医学理论更加系统严谨，从宏观方面说明了五脏六腑之间是相互联系、相互制约、相互转化和相生相克，生中有克，克中有生的错综机制。

五行配五脏，从哲学上看，是抓住了事物的主要矛盾，但并不是唯一矛盾；从医学上看，是抓住了机体的主要病症，但并不一定是唯一病症。肝五行属木，木主疏泄，体现了肝在五脏中的整体特点，但并非说肝中没有其他四行。例如，肝中有火，无火则无通达之机；肝中有土，无土则无生长之基。因此，肝的五行是相互包容，但又有其侧重点。

凌女士是我众多病患中的一位。记得她第一次找我看病，刚进诊室，就对我说“医生，我最近有点纳差”然后就闭口不言了。我当时想，能说出“纳差”这个医学术语的人，要么是一位对中医十分了解的人，要么是在网上、书上或其他医院诊疗过，只是想找我核实病情。请凌女士坐下后，我开始了中医的诊治流程，首先我为她进行诊脉，发现其脉弦，这是肝脏功能失调的表现；紧接着进行了望诊，发现她体型消瘦、面色过于苍白、舌苔白而有斑点，这属于消化系统功能紊乱的表现。于是，我问到：“是不是经常食欲不振，乏力懒动，还伴有口干？”“对，对！一年前开始我就有点食欲不振，但没有腹痛、腹泻等症状，而且觉得这样还利于减肥呢，所以当时没有当回事儿。这次出了一趟差，食欲严重

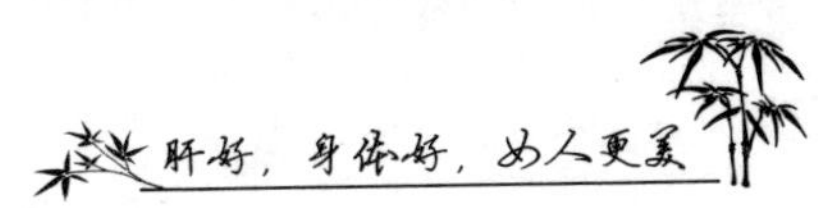

下降，一直口渴，喝了多少水还是渴，但是就是吃不下任何东西。我是不是得了厌食症了呢？”我得出了一个结论，并对她说：“很可能是你的肝出了问题。因为肝主疏泄，如果寒泻入侵，阻滞肝脏，肝脏对气机和情志的调节就会出现异常，而临床表现为消化功能减退，食欲不振，气血运行不畅而脸色蜡黄或苍白，建议你再做一个肝、胆、脾胃的综合检查，拿着检查结果来找我，咱们再对症治疗。”凌女士听得频频点头，接过检查单去做检查了。

《素问·灵兰秘典论》中云：“脾胃者，仓廪之官，五味出焉。”但脾胃的消化功能却和肝之疏泄功能密不可分，不仅因为两者同居于中焦，经脉循环有密切联系，更因功能活动相互配合，形成了土木生克，共化饮食的关系。在消化食物的过程中，脾胃气机的升降运动是消化过程顺利进行的关键环节，而脾胃升降中又以脾主升清为主导因素。清《血证论》中言：“木之性主于疏泄，食气入胃，全赖肝木之气以疏泄之，而水谷乃化；设肝不能疏泄水谷，渗泄中满之证，在所不免。”意思是说，肝之升发阳气，是支持脾主升清功能的重要因素。所以，消化系统出问题，离不开脾胃不适，而脾胃功能失调，和肝脏也有一定关系。

根据阴阳五行的相生相克、生中有克、克中有生理论，我们发现很多病症，都不是单一脏腑出了问题，而是某个脏腑有了较大损伤，连带着影响到其他脏腑的功能失调。

还记得几年前来我诊室的一位大学女生，她一见面就说自己一定是肝出了问题，因为她经常纳食不化，面色黯黄，还有斑点，每天不运动但乏力严重。“网上说肝藏血，我脸上这么不好，一定是我的肝出了问题，我不想年纪轻轻就成了黄脸婆，医生，你快救救我吧！”

面色不好，食欲减退，并不一定是肝出了问题，也可能是脾脏功能失调。例如脾气虚弱，就会引起中气不足，人的消化功能就会减弱，进而饮食不节，损伤脾气，使其运化谷物、水湿功能减退，化源不足，也可表现为面色发黄，四肢乏力等气血不足的症状。

肝藏血而主疏泄，脾统血而司运化，两者之间主要是疏泄和运化的关系，在病症上的表现主要是消化功能紊乱或失调以及血液流通不畅。脾虚而运化血液不足，进而影响肝之藏血，导致肝血不足，出现进食少、面色黯、四肢懒等症状。这就是五行阴阳说中的相互影响、相互转化的关系。

秦医师告诉你 肝脏的阴阳五行论

肝位于横膈之下、腹腔之上，右胁下而稍偏右。肝的外形类三角形，左右分叶，左叶小，右叶大，颜色紫赤。五行对五脏，肝属五脏之一，与其他脏腑一样要遵循阴阳五行相生相克的理论。那么，肝脏的阴阳五行究竟是怎样的呢？

肝之阴阳属性

《素问·金匮真言论》关于阴阳的论述，称“脏者为阴，腑者为阳。”肝为五脏之一，故肝性属阴；与五脏相互比较，肝五行属木，性主升动，主一身生升之机，为少阳之脏。故从肝腑的位置和属性结合来看，肝为阴中之阳，是阴阳合一之脏。

阴阳是相对而言的，故中医学有“肝体阴而用阳”一说，主要表现在两个方面：一是“体”，“体”是指肝脏的本体。《灵枢·寿夭刚柔》中言：“在内者，五脏属阴。”肝位于体内，属五脏之一，故肝体为阴。二是“用”，“用”是肝脏的功能活动。肝为刚脏，性喜条达而恶抑郁，主升主动，故其用为阳。正如王冰为《素问·金匮真言论》注释曰“肝为阳脏，住处中焦，以阳居阴，故为阴中之阳。”

肝之五行属性

经络和脏腑相连，脏腑又分属于五行。我们从《素问·五运行大论》中“东方生风，风生木，木生酸，酸生肝”得知，肝五行属木，居五行之首。再有《难经·四十一难》：“肝者，东方木也，木者，春也。”春天是四季之首，万物生发之节气，肝之功能秉五行中木之升发之性，有生长、条达之意，与自然界中植物（木类）的生长息息相关。故春季宜养肝，才能调节全身气机，生生不息。

中医解读肝的作用

目前，随着大家养生意识的不断提高，很多人知道肾和生殖有密切关系，但肝脏和生育的关系，且鲜少人知道，也会因此与人发生矛盾。

黄先生与张女士是河北人，在京打工，结婚多年却未能生育。一天，夫妻二人挂了我的专家号，一进门就向我痛诉上一家医院的医生没有医德，哄骗患者做无谓的检查。细问之下才知道，李女士与黄先生结婚三年了仍然未能怀孕，平时的夫妻生活很正常，但就是不见怀孕征兆，为此夫妻二人去了居所附近的一家小医院就诊，医生经过诊断后发现李女士的肝脏功能失调，建议她做相关检查。黄先生一听便火冒三丈，说“我爱人不能怀孕，你不让她检查肾却要检查肝，什么坑人的医生，这不是骗钱吗？”为此，黄先生与医生发生了口角，便转身离开了。为了让妻子尽快怀孕，黄先生才决定带妻子到大医院看病，于是找到了我。我请二人就坐后，稍作安慰，便向张女士询问了一些问题，发现夫妻二人虽然夫妻生活很正常，只是张女士的月经周期不规律，且月经量少，伴有痛经，尤其是月经来潮前小腹疼痛难忍，做过了妇科全面检查却未发现病变。但李女士面部斑点明显，舌苔薄白，脉弦细略，从中医角度来讲，属于肝郁血瘀证。我的结论和前一位医生的结论基本相似，于是，我同样建议李女士做一些与肝脏相关的检查。黄先生听后疑惑地说：“这不怀孕还与肝脏有关？”

我点点头，对他说：“肝的功能十分强大，它与生育也有联系。肾是主生育，但并不意味着所有的生育之事都是肾说了算啊。肝也有话语权呢！如果一个人长期以来压力过重，容易导致肝气郁结。而肝主疏泄，若疏泄不通，则生血不足，这就是她月经不调和经血少的原因。先去做一些相关的检查，拿到检查结果后我会详细为你们对症开方。”黄先生不好意思地接过化验单，说：“看来我错怪了那位医生。”

为了让大家更多地了解肝脏，避免在生活中出现以上情况，有必要把肝脏的主要作用向大家介绍一番。

秦医师告诉你 肝脏的主要功效

肝主疏泄，保证机体多种生理功能的正常发挥

上文中，我再三提到“肝主疏泄”，究竟是什么意思呢？是指肝有疏通、畅泄、条达的生理作用。肝通过自己的疏泄功能，对人体的全身气机进行疏通、调节，进而影响脾胃的运化、津血的运行、情志的变化等。因为，肝主疏泄是保证机体多种生理功能正常发挥的重要条件。

疏通气血，调畅气机

气血是构成人体和维持机体生命活动的基本物质，和人体的生命活动相依相随，不可分离。《血证论·脏腑病机论》也云：“肝属木，木气冲和调达，不致遏郁，则血脉得畅。”意思是说：肝在五行中属木，肝气充足血液才能在脉络中畅通无阻。

肝的疏泄功能，对全身各脏腑组织的气机升降出入之间的平衡协调起着重要的疏通调节作用。气机，是指气的升降出入运动。气的运行和诸多脏腑有关，尤其是和肝脏的关系更为密切。只有肝的疏泄功能正常，人体的气机方可调畅，脏腑器官的各项功能才会旺盛和谐；肝的疏泄功能失常，就会出现气血运行不畅或气不足等病理情况，常见的有气虚血瘀和气滞血瘀两种情况。前者胸胁部疼痛，后者症见肿块，女性可见痛经，月经不调。

升发气机，调节情志

中医理论中所讲的情志，狭义来讲是指喜、怒、忧、思、悲、恐、惊7种情绪。《素问·阴阳应象大论》中论五脏对七情的关系中，有喜为心志、怒为肝志、悲为肺志、思为脾志、恐为肾志的说法，但引起人情志变化的直接原因源于气血的运行状态。而肝主疏泄，影响人体气血运行，进而可以调

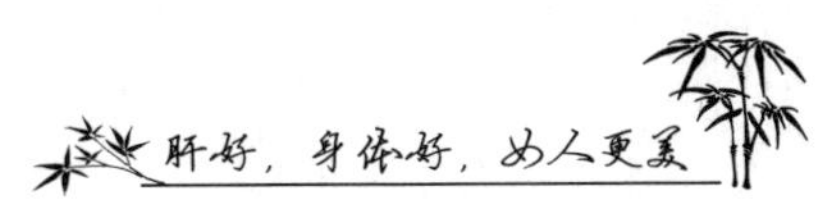

节情志。肝性喜条达，主升发气机。肝气疏泄，气血调畅，情志如常，则表现为心情愉悦，理智灵敏；疏泄不及，气血失和，情志失常，则表现为郁郁不乐，多愁善虑；疏泄太过，气机太旺，情志异常，则表现为精神亢奋，急躁易怒。

促进消化

食物的消化吸收主要依靠脾胃的运化来完成，但肝脏的疏泄功能是促进脾胃正常消化水谷的重要环节。清唐容川《血证论》中有这样的记载：“木之性主于疏泄，食气入胃，全赖肝木之气以疏泄之，而水谷乃化。”肝木喜条达，主升发阳气，有助于脾胃的升降和胆汁的分泌，以保持正常的消化、吸收功能。如肝气疏泄不利，就可能影响到脾胃的消化和胆汁的分泌和排泄，从而出现消化功能异常的症状，如食欲不振、消化不良、嗳气反酸等。中医一般称之为“肝胃不和”或“肝脾不调”。

肝藏血，调节血量，凝血收血

肝藏血，主要表现在3个方面：

一是贮藏血液。肝是人体的血库，贮藏血液以供机体生存、活动所需。肝血充沛，则肝升发条达，从而维持肝脏正常的疏泄功能；肝血不足，则血不养目，两目干涩昏花，甚至出现肝火上炎，肝风内动等病理变化。

二是调节血量。肝主血海，调节机体的血液循环。当人体从事体力或脑力劳动时，肝之疏泄功能借助肝气升发将贮藏于肝内的血液向机体外周输送；当人体活动量减少或处于安静休息状态时，血液需求量也相应减少，则一部分血液又流回肝脏贮藏起来。正如《素问・五脏生成》所云：“故人卧血归于肝，肝受血而能视，足受血而能步，掌受血而能握，指受血而能摄。”

三是凝血收血。肝藏血，可收摄血液，即将血液收摄到经脉之中，阻止血液妄行。如果肝不藏血，则机体可能出现吐血、崩漏、月经过多等出血症状。

肝藏魂，为“将军之官”

中医有“肝藏魂”一说，这里所指的魂，是精神活动的一部分，隶属于神，是指游离于人体之外而存在的精神。神，中医理解为心神，即精神意志的最高主宰者或智慧者。心主神明，血气是构成人体生命的根本，只有人的气血丰盈旺盛，心的指挥功能才能正常发挥，心神和魂才会随之而生。而血为心所生，为肝所藏，故《灵枢·本神》云：“肝藏血，血舍魂。”说明肝在人体精神活动中有重要作用，故称肝为“将军之官”。明章潢《图书编》中云：“人之七情，惟思为甚，故血枯而魂散。”准确地指出肝、血、魂和精神情志之间的关系，具有重要的临床指导意义。

肝开窍于目

《素问·金匮真言论》云：“肝开窍于目。”《灵枢·脉度》进一步指出：“肝气通于目，肝和则目能辨无色矣。”说明早在古代，医学家已经研究出肝和目之间的关系。肝和目之间的关系是因为肝足厥阴之脉，上联目系。因此，肝的功能正常与否常常在目上反映出来。若肝血充足，目就可以正常发挥视物辨色的功能；若肝血不足，则会导致双目干涩，视物模糊、目眩眶疼；若肝火上炎，则目赤肿痛。

肝司生殖

生殖由肾所主，这几乎为众所周知，但也和肝有着密切关系。所谓肝肾同源，也可说精血同源，是因为肝藏血，肾藏精，精血可互生，相互协调，相互制约，与人的生殖功能密切相关。肝司生殖，还体现在肝与天癸的关系上。《素问·上古天真论》曰：“女子二七，天癸至。”女性到了一定年龄，在肝的疏泄作用下，经血按月而至，形成月经。所以，肝与天癸有密切关系，故有“女子以肝为先天”之说，意在强调肝与女子生殖紧密相关。

女子以肝为先天

大家经常听到“女为自己而容”或“女为悦己者容”的说法，这说明一个问题，容貌是女人十分在意的东西。为了追求美，许多女人绞尽脑汁、费尽心思，但结果却不尽如人意。在中医理论中，有“女子以肝为先天”的说法，有些人将其理解成“女人要想获得娇美容颜就要养好肝脏”。这种解释其实也没有大的问题，但正解是说女子由于月经、生育等生理因素而有周期耗血过多的特点。因此，女人保养应该以养血为主。女人如果血气不足，除了引发身体病症，还会使美丽大打折扣，出现皮肤粗糙、黯淡等问题。肝是造血、藏血和摄血的脏器，所以女子的保养应该以肝为先天。

我们医院的许多小护士经常找我聊天，向我讨要美容护肤的秘方。其实，我没有什么特殊的秘诀，只是我本人从医多年，深谙养肝护肝对女人的重要性，于是在生活、饮食上格外注意。由于女性体质本性属阴，又多愁善感，比较容易肝郁气滞或肝郁化火，反映在面部就是脸色蜡黄、斑点横生。肝主疏泄而恶抑郁，因此，女性养肝首先要保持豁达的心情，其次在饮食上多吃促进肝脏排泄功能的食物，这是养肝、柔肝的良好方法。肝脏好了，血气通达，皮肤问题也自然迎刃而解了。因此，“女子以肝为先天”，是女性驻颜养生的“金玉良言”。

虽然说女人的外表美与肝脏有着密切的联系，但是我建议女性朋友们在养肝的同时，还要兼顾健脾调胃。所谓“女子以肝为先天”，是强调肝藏血主疏泄在女子生理病理上的地位，但女人的健康与美丽若单独强调肝的作用不免有失偏颇。人体五脏六腑本来就是相辅相成、相互影响的，尤其是肝肾二脏更是精血互化、阴阳互助。另外，肾藏精包括先天之精和后天之精，先天之精是生殖之精，后天之精是通过脾胃运化所产生的水谷之精。两者相辅相成，保持机体的生长发育和生殖繁育，才能保持女性天癸正常，孕育健康。因此，女性的保养以肝为主，其他脏腑需共养之，这才是聪明之举。

秦医师告诉你 了解我们的肝脏

前面我们大致了解了肝脏的阴阳五行、功能作用及生理特点等内容。那么，肝脏究竟是什么样的呢？要想在生活中养护好肝，就一起来对肝脏的本体有个明确的认识吧。

肝脏的位置

肝脏位于人体腹腔上部右侧，大部分被肋骨所覆盖，少部分在腹上区、右肋弓间露出。幼儿的肝下缘位置较低，露出到右肋下一般均属正常情况。肝脏的位置并非一成不变，会随着呼吸的改变而发生变化，因此医生在检查肝脏状况时，常要求患者配合呼吸进行触摸检查。

肝脏的大小、形态及色泽

肝脏是人体中最大的腺体器官，质地柔软且脆，呈楔形，右端圆钝，左端扁薄，分为上、下两面，前后两缘，左右两叶。正常的肝脏呈红褐色。

肝脏的邻居

肝脏右叶上方与右胸膜和右肺底相邻；肝脏左叶上方与心脏相连，小部分与腹前壁相邻；肝脏右叶前部与结肠相邻，后叶与右肾上腺和右肾相邻；肝脏左叶下方与胃相邻。

肝的特殊本领

肝脏是个神奇的器官，它具备其他器官无法比拟的功能，即可再生。有关专家曾做过肝脏再生实验，结果显示小白鼠经手术切除75%的肝脏后，剩余肝脏于3周便可恢复原状。这个实验充分说明，肝脏具有再生的能力。

掌握肝脏的健康信号

中医认为，人体的体表相当于机体健康的晴雨表，肝脏同样遵循着这一道理。那么，肝脏功能下降在体表上会出现哪些信号呢？

秦医师告诉你 肝脏的不健康信号

眼干口苦

足厥阴肝经连接目系，因此有“眼为肝之外候”的说法，是说肝脏上的许多病变大多数能在两目中反映出来。如果眼睛干涩、视物不清，多半是肝脏不适发出的信号。口苦多是源于胆汁的代谢功能紊乱引起，但也可能是肝功能异常引起的，尤其是眼干+口苦，更应该检查一下肝脏。

指（趾）甲异常

《素问・六节藏象论》云：“肝者……其华在爪。”爪，是指手指甲和脚趾甲。肝血充足，则指（趾）甲红润光泽且坚固；肝血不足，则指（趾）甲萎软而薄，颜色黯淡，甚至会出现变形、脆裂等问题。

情绪暴怒

如果你身边有人动不动就发怒，你千万别以为他只是脾气大而已，这可能和其肝功能失调有关。肝性条达而不愿委曲，如遇屈辱则肝必急而生怒，故肝“在志为怒”。如果肝的疏泄功能失衡，肝气抑郁，患者就易怒。怒极又容易伤肝，形成恶性循环。容易发怒，可以多饮些平肝疏气的菊花茶。

肝血旺，女人面如桃花

中医认为，女人以血为本，以血为用。治病要寻源，养颜要养根。意思是说女人的美要用肝血养，肝血不足，女人就如同缺水的玫瑰，会慢慢枯萎、凋谢。由此看来，女人要好好养肝、护肝，才是面如桃花的王道。

我认识一位朋友，她爱人经营一家公司，生意做得很大，很少有时间顾及家里的事情，朋友为此经常生闷气。有一次，她到医院挂了我的专家号，见面的第一句就是："赶快给我看看，我总觉得有一口气憋在胸口出不来，吃不好，睡不好，难受的不行。"我看她面色黯淡、皮肤粗糙、头发干枯，摇摇头为其把脉，初步诊断结果是肝气郁结。为了做出准确的判断，我又让她做了一些相关的检查，结果也确定了我的诊断结论。于是，我为其开了一些疏肝解郁、滋补肝血的药物，再三叮嘱她要按时吃药，调节情绪，时刻保持心情愉悦。

健康不仅是革命的本钱，更是美丽的基础。爱生气的女人，容易出现肝气郁结、情志压抑的问题，进而可能造成内分泌紊乱。表现在面部，则会出现面色黯淡、肤色不均、易生痘痘、黯斑浮现等问题。严重者会导致肝经运行不畅，出现乳腺问题和月经不调。

秦医师告诉你 不做郁美人，做个愉美人

现代快节奏的生活，林妹妹式的郁美人早就过时了，聪明的女人都做愉美人。女人是水做的，是其形；女人是用血养的，是其韵。血是女人美丽的内在根本，血气旺盛，焉不面如桃花？肝藏血，性喜条达而恶抑郁。若心情愉悦，则肝经通畅，带动脾胃运化水谷正常，营养吸收，垃圾、毒素及时排泄，皮肤自然就有了光泽。你看，做一个豁达的愉美人，你也可以肤如凝脂，面如桃花。

调养肝经，丰胸美乳

现如今，美容丰胸机构越来越受女性朋友们追捧。究其原因，其实很简单，哪个女人不希望拥有凹凸有致的身材，哪个女人愿意被别人称作“太平公主”？于是，丰满的胸部便成了美的一个象征。

吴小姐是我众多病患中的一员，25岁，某公司的办公室文员。她是一个极度爱美的女孩子，一年前做了丰胸手术，结果手术不是很成功，胸部不仅没达到预期效果，反而出现了下垂的迹象，这对爱美的吴小姐来说是一个沉重的打击，原本开朗的她逐渐忧郁起来。最近她总觉得身体乏力、食欲不振，面色也黯淡了许多，她怀疑自己得了重病，于是到医院挂了我的专家号，诊断结果发现，吴小姐肝气郁结、气血不足。

其实，我们人体自带着丰胸大药，即——足厥阴肝经。有些朋友可能会产生疑问“丰胸和足厥阴肝经有什么联系？”从这一经络的走向上看，大家就能明白一二了：足厥阴肝经经上膈，布胸胁绕乳头而行，有“乳头属肝”的说法。所以，中医认为肝经的通调，可促进乳房发育、维持乳房的正常生理功能、预防乳房下垂；肝经闭阻不畅，则可导致多种乳房疾病的发生。那么怎样做才能让乳房健康、美丽呢？

秦医师告诉你 益气补血养肝经

乳房的生长发育和气血休息相关。中医理论认为，肝经的气血不足，乳房得不到营养物质的滋养，易导致发育不良；肝经的气血充足，胸部才能丰满而挺拔。因为，调养肝经，才能保证机体的血气旺盛，胸部得到血气的濡养，就达到了丰满的效果。平时，可常吃些益气补血的食物，如大枣、桂圆、乌鸡、牛奶、猪肝、白萝卜等。

肝开窍于目，养肝才能心明眼亮

“炯炯有神”是一个成语，大多用来形容人的眼睛明亮而有神韵。对于女人来说，拥有一双炯炯有神的眼睛，无论是在气质上还是外在美上都是一个不小的提升。可是，人的眼睛是最容易泄露年龄秘密的部位，保养不到位很容易出现眼部肌肉松弛、视力下降、眼神黯然等问题。特别是年过中年的女性朋友，更要注意，一不小心就可能受到“老花”的亲睐。有句老话说得好“花不花，四十八”，女人到四十岁以后，多数会出现“老花”的迹象，首先是感觉看细小字迹时模糊不清，必须要将书本或报纸拿远一点，才能看清楚上面的字迹。

有很多女性朋友能接受青光眼、白内障是一种疾病，却很少有人认同老花眼、眼睛干涩是病。曾经就有不少人就问过我，“眼睛干涩或老花眼也是病吗？需不需要治疗”等问题，我的回答当然是肯定的。

中医认为，肝开窍于目，气血不足、肝肾精气亏损，会造成目失濡养，年纪轻者会出现眼睛干涩、疼痛等症状，中年女性很可能会令“老花眼”提前。对于肝与目的中医理论关系，上文中我已经介绍了很多，此处不再赘述，下面给女性朋友们推荐一些养肝明目的生活小秘方。

秦医师告诉你 喝出来的美丽双眸

【明目茶】将枸杞15克、白菊花5朵用开水冲泡，代茶饮，每日1剂，坚持服用3个月。

【枸杞粥】用枸杞子50克、粳米200克、冰糖少许，先将粳米加适量清水煮至六成熟时，放入枸杞子、冰糖，搅拌均匀后继续煮至粥熟。每天早晚食用。

 养好肝脏，指甲红润光又亮 

现如今，许多商场、美容院都把美甲当成了主要经营项目，而且备受女性朋友们欢迎。经过加工处理的指甲确实很漂亮，但漂亮的同时指甲的表层已受到了严重的损伤。所以，我提醒女性朋友们，最好不做那些表面功夫，养好肝脏才能使指甲饱满、红润有光泽，这才是真正的健康美。

在掌握肝脏的健康信号一小节中，我曾提到肝脏与指甲的关系：肝血充足，则指甲红润光泽且坚固；肝血不足，则指甲萎软而薄，颜色黯淡，甚至会出现变形、脆裂等问题。换个角度来说，从指甲上也能看出肝脏的健康状态。

记得我曾经接诊过一位很年轻的女患者，22岁，穿着打扮都非常时尚，香气扑鼻。她刚坐下就对我说："医生请您快帮我看看吧，我最近脸色非常不好，特别是黑眼圈特别严重，去美容院花了很多钱也无效果，他们让我来医院中医科好好检查检查。"听完女孩的介绍后，我正常进行问诊和脉诊，了解到她有眼干口苦之症，便想进一步检查指甲，却发现十个精致的假指甲琳琅入目。这怎么检查？我客气地说："指甲是肝脏健康状况的晴雨表，许多肝脏问题都能在指甲上反映出来。这些花花绿绿的假指甲不但影响疾病的诊断，更重要的是破坏指甲的表层。指甲健康才是真正的漂亮。"女孩听后，不解地说："指甲能看出一个人的肝脏有病？"我确定地点点头，对她说："你说的没错，指甲能反映许多健康问题呢。"

需要提醒大家的是，虽然中医认为肝"其华在爪"，可以根据指甲的变化为肝病治疗提供一定的临床诊断基础，但并不是所有指甲薄软或发白者就都是肝病患者，也并不是每一个肝病患者在指甲上都有明显的变化。临床上对肝病的最终诊断还要依靠更多的检查和其他症状。如果你对指甲的变化很担心，最好去问一下专业医生。另外，指甲出现变化，也可能和其他疾病有关，应该尽早去医院检查。

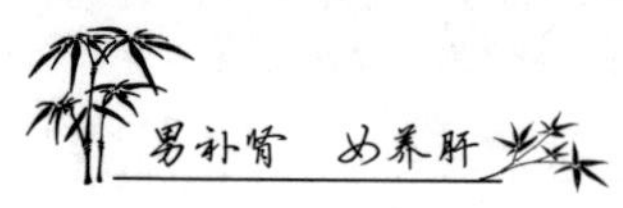

秦医师告诉你 根据指甲变化判断健康状况

◎**指甲颜色过白：**提示你大概处于营养不良、贫血状态。如果指甲在短时间内变白，常有失血、休克等急症出现。需要注意的是，如果指甲白得像玻璃一样，则是肝硬化的体征。

◎**指甲呈黄色：**中医认为，黄色指甲，大多是因湿热熏蒸造成。甲状腺功能减退、胡萝卜血症、肾病综合征等患者常出现黄指甲。而西医则认为，指甲偏黄多半与体内缺乏维生素E有关。

◎**指甲呈灰色：**这类指甲大多是由于缺氧造成，一般在吸烟者中比较常见。倘若你平时不吸烟，但指甲同样出现了灰色，则要警惕患上了甲癣，初期指甲边缘会发痒，继而指甲还会变形，失去光泽变成灰白色，如灰指甲等。

◎**指甲上出现斑点：**如果患有缺钙、缺硅或者寄生虫病，在指甲上的直接表现即是出现白色斑点；白点较多，也可能是神经衰弱的征兆。倘若指甲上的斑点色黄且小，则可能患上了消化系统的疾病；如果指甲上出现黑色斑点则要小心。

◎**指甲上有竖纹：**指甲表面出现一条条的竖纹，大多因过度疲劳、用脑过度、睡眠不足造成。充分休息后，竖纹会有所缓解。如果竖纹一直存在，则可能是体内器官的慢性病变，需及时到医院进行检查。

◎**指甲上有横纹：**指甲上出现横纹，多提示体内某个器官已经出现病变。开始的时候横纹只在指甲的最下端，随着指甲的生长，逐渐向上移动。

◎**指甲呈圆形：**圆形指甲的人，体质强健，很少受疾病所扰。但此类人对疾病的敏感度不够，所以，一旦生病，往往就很重。

◎**指甲面呈百合形：**所谓百合形是指指甲中间明显突起，四周内曲，从形状上来看类似于百合状。这类指甲出现时，多提示消化系统方面出了问题。

◎**指甲呈扇形：**所谓扇形指甲，是只指甲下窄上宽，指端呈弧形。拥有扇形指甲的人，身体素质较好，健康状态较佳，耐受能力很强。

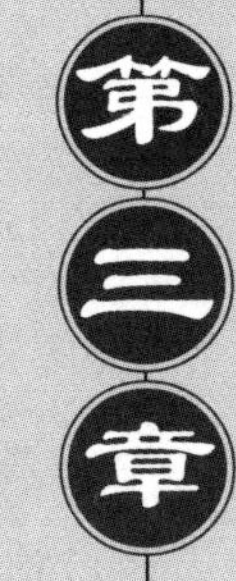

养好肝肾，少生病

中医认为：『男子以精为本，女子以血为源。』我要告诉大家的是：『男人以肾为先天，女人以肝为先天。』男女不仅在性别上有别，养生偏向上亦不同。男人不养肾，肾气易虚、肾阳减弱、肾精变少，生殖系统就会出现故障，性功能就会出现障碍，连哮喘都会前来报到；女人若不养肝，肝气郁结、肝火旺盛、肝血减少，妇科、产科、精神科各种疾病会纷沓而至。所以，不论男人还是女人，就算工作再忙、生活压力再大，也要分出一些精力来关注你们的关键脏器——肝和肾。

肾不纳气，哮喘的病根所在

哮喘，属于一种慢性病，在夜间发作尤为频繁，但症状可自行减轻，也可通过治疗稳定。一旦让哮喘缠身，它便会与你朝夕相处、生死不离。有一项调查资料显示，近十几年来哮喘病也出现上升趋势，据统计，全球约有1亿人患哮喘，其中我国至少有1千万哮喘患者，且男性多于女性。

引起哮喘的因素很多，诸如被六淫七情所伤、痰热内蕴、饮食劳倦、病后虚弱等，但根本原因当属肺、脾、肾等功能失调，其中肾不纳气是哮喘病发生或发作的病根所在。

前不久，我接诊了一位哮喘病患者。男性，65岁，以前从未出现过哮喘问题。他第一次到医院就诊时，情绪非常低落，脸上写满了痛苦。我请他就坐后，向其询问了详细情况。该患者最近经常自觉气短、胸闷，不动还好，动一动就觉得喘不上气来，小便有时候忍不住也会咳出来。听到患者的讲述后，我询问道："做过什么检查吗?"患者表示曾做过肺部的全面检查，结果均显示"正常"。待了解了患者的实际情况后，我的诊断结果是：肾纳气不足，以至于哮喘发作。为了确认我的诊断结果，我建议患者做了一些相关的辅助检查。结果也证实了我的诊断结论。有些读者可能会问："哮喘明明是肺的问题，怎会与肾扯上关系？"

中医认为，哮喘属于呼吸道疾病，直观上看像是肺与支气管的管辖范围，其实与肾有着紧密的联系。肺与肾都能对人体水液代谢、呼吸运动发挥作用。首先，肺的宣发肃降与通调水道的功能离不开肾的蒸腾气化作用，因此肾若气化不行，水液代谢不畅通，体内水液就会增多而引发水肿，严重的话就会上逆，演变成哮喘。其次，肺主呼吸，肾主纳气，也就是说肺的呼吸功能需要肾的纳气作用来帮忙。若肾气不足，纳气功能失调，气就会浮于上，久而久之就会导致肺气虚空，哮喘就会随之而来或发作严重。哮喘属于气道疾患，而肺为气之主，肾乃气之根，可见肾不纳气才是哮喘的病根。

秦医师告诉你 肾气虚型的哮喘调理方

典型症状

咳喘的时间较长、咳喘时气息短促、呼气多吸气少、动作稍大咳喘症状加重。此外还伴有耳鸣、口干、心烦，咳喘剧烈时会出现尿失禁，外形消瘦，面色黯淡，四肢冰冷，舌淡苔薄，脉微弱等。

食疗改善法

●人参蛤蚧汤

取人参10克，蛤蚧1对，猪瘦肉100克，红枣5颗，生姜3片。将猪肉洗净，切成小块备用；人参、蛤蚧、红枣、生姜分别用清水洗净，与猪肉一同放入炖盅内，加水适量，隔水炖煮，大火烧开后转小火炖3个小时，随后用盐调味即可食用。此汤具有温脾补肾的作用。适用于脾肾阳虚造成的心悸怔忡、面色苍白、疲乏无力、动则作喘、身寒肢冷、浮肿尿少、舌体胖等症。

●虫草老鸭汤

取冬虫夏草10克，老雄鸭1只，葱、姜、蒜、盐各适量，将老鸭处理干净，去毛、头、内脏，将虫草、葱、姜、蒜放入鸭腹内，锅中加水，隔水蒸1～2个小时，取出后去葱、姜、蒜，用盐调味即可。此方具有补肾纳气、定喘的作用。

运动调理法

当哮喘发作时，除用药缓解外，卷唇呼吸法能有效缓解不适症状。具体做法为：用鼻子深深吸气，从卷成圆筒状的口唇间缓慢呼出。呼吸动作力求柔和舒适，时间长短不定，初练者宜减少次数。呼吸的深度和频率可调整到自觉舒适的状态。

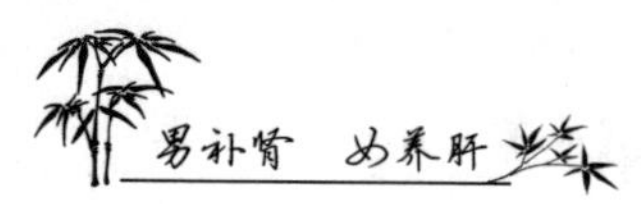

肾失固摄，男性多遗尿

遗尿主要是指睡梦中小便自遗，醒来之后才发觉的一种疾病。该病症多发于学龄儿童，但也可发生在20岁以上的青年人身上，不仅在夜间遗尿，有时连咳嗽、打喷嚏、上楼梯或大笑时尿液都会不自主地流出，着实让人烦恼与难堪！据统计，现如今每200个成年人当中就会发现1～2个遗尿症患者，可想而知，遗尿症已变成一种普通病症，而不再是儿童的“专利”。

最近一段时间，诊疗室里多了不少年轻小伙子来看病。其中有一位28岁的公司白领，羞答答地走进我的办公室，坐下后一直低着头。我大致明白每个病人都有自己的难言之隐，于是我打算用问诊的方式打开他的话匣子。我问道：“最近几天有什么不舒服的吗？”小伙子摇头，“那有什么奇怪的现象发生吗？”小伙子这才开始讲起了自己的经历。大约从两个月前开始，他只要晚上酒喝多了、水喝多了、西瓜吃多了，就会在梦里不自觉地“尿床”。最近这几天，白天也会莫名其妙地渗出点尿，内裤有时都会湿掉。通过小伙子的描述以及我的脉诊及望诊，初步诊断他有肾虚的迹象。为了确诊，我还专门让他做了一系列的检查，检查结果证实了他患有肾虚型遗尿症。

大小伙子“尿裤子”略显害臊是有情可原的，但却不可因为面子而不顾及身体健康与生命安全。更不能上网随便查查资料，然后自行上药店买点药吃就草草了事。

人体水液代谢离不开五脏六腑的协调与配合，而遗尿则与肾、膀胱的控制与贮藏功能失调有着极大关联。肾主水，肾气通于阳，水液之余会以小便的形式排出。膀胱为津液之府，若肾虚，一旦被寒气侵袭，就会控制不住水液，以致演变为遗尿。另一方面，肾虚而失固摄，热邪易侵入肾脏，湿热就会蕴结在足厥阴上，下注膀胱，膀胱就会被热邪所侵扰，最终导致气化失常而引发遗尿。

秦医师告诉你 男人遗尿的调理方

典型症状

睡觉时遗尿但醒后才发觉，此问题反复发作，严重时甚至一晚出现多次。此病症还可伴随脸色苍白、外形消瘦、无精打采、反应迟钝、腰腿无力、小便清长、脉沉无力等。

食疗改善法

●肉桂炖鸡肝

取肉桂3克，益智仁5克，鸡肝1副，姜末、葱末、盐、米酒各适量。将肉桂研磨成粉末，鸡肝洗净、切片；将鸡肝放入碗中，加入肉桂粉、益智仁、姜末、葱末、米酒、盐调味，并打入适量水，入锅，炖熟即可。饮汤吃鸡肝。此方可补肾阳不足，改善遗尿，小儿也可以放心食用。

●金樱芡实粥

取炒白术、金樱子各10克，芡实15克，大米30克。将3味中药入锅，加水煎汤，取药汁，与大米一起煮粥即可。每日1剂，早晚分服。此方可温阳补肾、益气健脾，对肾虚遗尿大有益处。

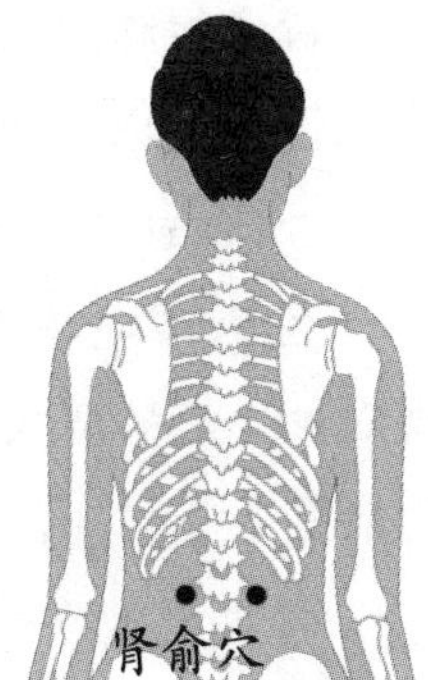

按摩疗法

◎**按摩肾俞穴：**患者俯卧，用手拇指腹按揉肾俞穴300 次。

◎**点按三阴交穴：**患者坐位，一手用圆珠笔点按对侧的三阴交穴（足内踝尖上3寸）2分钟左右。换另一边同样点按。

以上按摩每天1 次，每次连续操作5～10 次，不遗尿后继续按摩数日以巩固疗效。此法能调养阴阳、疏通血脉、缓解遗尿。

三阴交穴

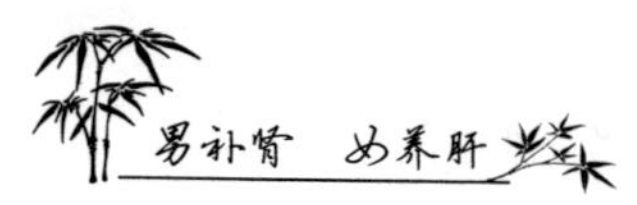

肾气虚，会导致男人性欲减退

受传统思想的禁锢，在漫长的中国历史长河中，性总是被视为禁区，神圣不可侵犯。如今这个现代化社会，人们仍旧谈“性”色变。事实上，人生来就和性密不可分，连我们的存在本身就是性的产物，又有什么理由避开它、隐藏它呢？

性欲是一种本能，它有高低之分，即使同一个人的性欲也会随着时间、场合、对象的改变而强弱不同。即便不受这些客观因素的影响，男子性欲的强弱也会因自身主观因素而发生改变，首当其中的因素恐怕非年龄莫属。男人在青春期性欲一般会达到顶峰，40岁之后性欲开始出现下滑趋势，50岁之后性欲明显减弱，80岁左右性欲仍在减退，却未必会消失。这算是性欲减退的一个规律，表面上是年龄在“作祟”，实际上是肾在“捣鬼”。随着年龄的增长，肾功能不断老化，肾变得越来越虚，性欲也变得越来越淡漠。当然，现在年龄已不是问题，男人在性欲减退方面也呈现出年轻化的态势，有研究表明，这多半是肾有问题的提示信号。

性欲减退是性功能障碍的一种形式，主要指已婚人士在很长一段时间内出现对性生活的要求减少或缺乏的现象。性欲减退的最直接表现就是性冷淡，对性生活提不起兴趣，性生活过程中几乎达不到性高潮。

“大男人”“大丈夫”等都是对男人的习惯性称谓，这让男人更加自信地以为自己是强大、壮大的代名词，一旦出现性欲减退的事实或表象，要么无法承受、郁郁寡欢，要么难以启齿、闭口不谈。其实，男人性欲减退已经不是难得一遇的大事了，因为男人吸烟、酗酒、负担重、精神压力大，性欲减退于男人而言已经是肾虚所能表现出来的一件普通小事了。性欲减退不是对性生活一两天的提不起兴趣，而是较长时间的缺乏或厌恶，所以你是不是性欲减退不要轻易下结论，免得自寻烦恼。不仅如此，性欲减退也不会一直持续下去，它具有阶段性或间歇性，过段时间它会自动好转，不用过度担忧，免得杞人忧天。

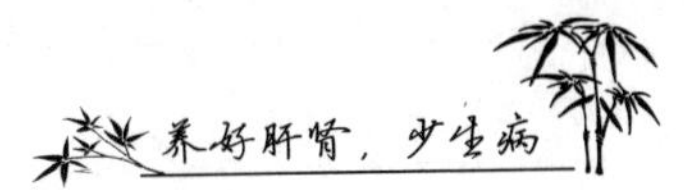

前不久，一对夫妻来到诊室，妻子一直骂自己的丈夫窝囊废，甚至一度怀疑他在外面不检点。这让我大致猜到是性生活不和谐导致的夫妻关系恶化，于是我先稳住了妻子的情绪，听她讲述个中原委。原来两人新婚不久，男方29岁，女方28岁。度完蜜月之后丈夫因为请了长假耽误不少工作，白天在公司忙得不可开交，晚上回到家还得帮妻子料理家务。所以几乎每晚都累得倒床就睡，根本不想和妻子亲热。丈夫坦率地承认他每天除了感觉累之外，对性生活根本没有丝毫兴趣。当我问丈夫除了累，还有没有别的不舒服时，丈夫说："最近总是觉得全身乏力，手脚也暖和不起来，腿和脚还有几次因为发软差点摔倒，胃口也变得好差。"对性生活提不起兴趣，有可能只是身体太累引起的，但这位男士还出现了一系列肾虚的表现。于是我让他做了详细的检查，果不其然，这位男士因为超负荷的体力和脑力劳动，加上妻子给的精神压力，肾气明显不足，性欲才会逐渐减退。

从中医角度看，导致性欲减退的因素很多，包括命门火衰、肝郁气滞、气血亏虚、痰湿内阻等，但追其根本，应该还是肾从中作梗。中医认为，肾藏精。一旦生活习惯不良或性生活不当，肾元就会亏损，肾气不振，极易引起命门火衰。男女性功能主要是由命门之火激发与促进的，而命门火衰之后就会造成阳事不能，甚至连房事都不愿多想。

随着社会竞争力的日益激烈，男人所需要承担的压力也越来越大，尤其是人到中年，既要承担照顾家庭的重任，还要面对"长江后浪推前浪"的残酷现实，而人面对压力，如果长期得不到宣泄，很容易影响身体机能，尤其是对肾的影响更是不可估量。因此，现如今男人性欲减退的比例越来越高。

性欲减退并不可怕，可怕的是无视这一问题。如果你已经意识到自己的性欲在减退，坦然接受并积极面对它才是克服它的重要环节。有的人虽然意识到问题，但觉得难以启齿，不肯对妻子坦白，这对解决问题是没有任何益处的。

如果你遭遇性欲减退的问题，一定要坦诚地告诉妻子实情，并与妻子好好商谈解决问题的方法。另外，作为妻子，千万不要埋怨丈夫，这样只会让两人之间的矛盾更深。妻子要体谅丈夫为家庭的付出及其在职场上的辛苦，要欣然帮助丈夫克服"难关"，跟丈夫一起高高兴兴地到医院接受详细检查，相亲相爱地"性"福一辈子。

秦医师告诉你 男人性欲减退的调理方

典型症状

此病症以性冷淡为主要体现，表现为厌恶房事、无快感。此外，该病症还可伴随头晕耳鸣、面色苍白、精神萎靡、畏寒肢冷、腰膝酸软、小便清长、脉象虚细等。

食疗改善法

●肉苁蓉胡桃猪腰

取肉苁蓉15克，胡桃仁10克，猪肾2个，盐适量。将猪腰刮干净，去掉白膜，洗净，切片，装入肉苁蓉、胡桃仁，扎紧，入锅，加水，调入盐，煮熟即可。每日1剂，连服半个月。此方壮肾阳、补肾虚，有利于提高男人的性欲。

●三子酒

取菟丝子、覆盆子、韭菜子各100克。将3味中药一起炒熟，研细，拌匀，再倒入3000毫升的黄酒，密封保存20天后即可饮用。每日2次，每次50克。此方可补肾壮阳，适用于性欲低的男性。

按摩改善法

◎**灵点按摩：**灵点即刺激能激发性欲的有效穴位，如会阴穴（在肛门和生殖器的中间凹陷外）、会阳穴（在骶部、尾骨旁开0.5寸）、京门穴（在侧腰部，十二肋骨游离端的下方）等。此法可使人放松，从而激发性欲，使其兴奋。

◎**腰部按摩：**直立，两足分开与肩同宽，双手拇指按揉同侧的肾俞穴（在腰部，第二腰椎棘突下，旁开1.5寸）。速度稍快点，力度以自感微热为度。此法有利于强腰、补肾，对增强性欲也有一定功效。

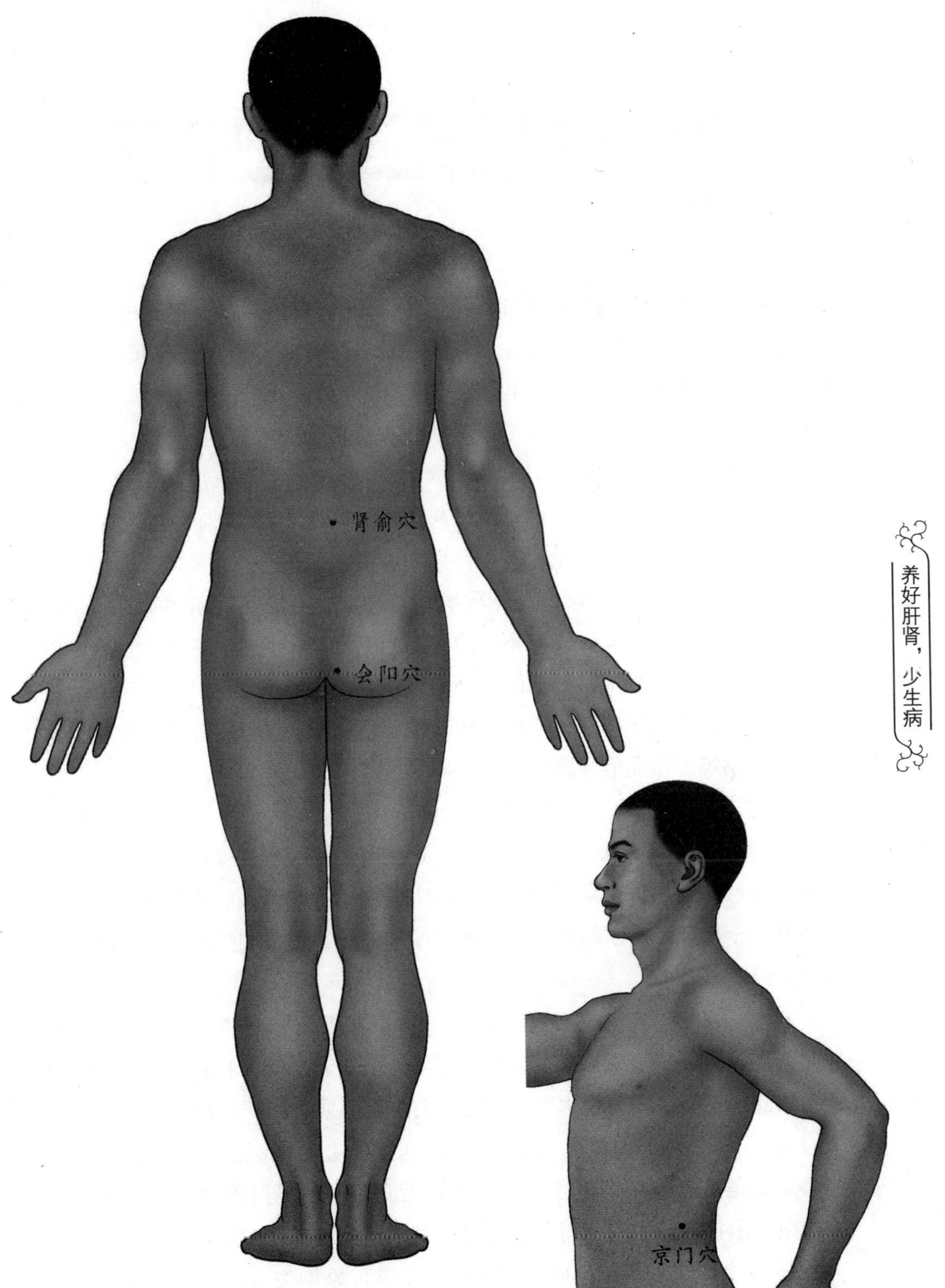
肾俞穴
会阳穴
京门穴

肾阳不足，阳痿的病因所在

21世纪初，国外就有专门针对阳痿的问卷调查，其中有超过1亿的男士承认自己阳痿，但只有20%的人会主动告诉妻子实情。随着现代生活压力增大，阳痿患者呈逐年上升趋势，而且不再是中老年人的专利，很多年轻人也开始被阳痿所困扰。

阳痿是较为常见的性功能障碍病症，专指未到性欲衰退时期的男人在有性欲要求的情况下，阴茎不能勃起或勃起不坚，即便能够勃起也只能维持短时间的病症。对于这个概念，我觉得有必要详细说明一下。

首先，这里所说的阳痿是一种病态，60岁以上的男人阳痿基本属于正常现象。事实上，先天性功能没有不足的男人也不可能一直保持着强大的性功能。通常情况下，男性性功能最好的时候是十七八岁，阴茎会迅速勃起，耐力也很强；25岁之后就会开始走下坡路，这一年龄段若承受过大的精神压力、性生活不正常或乱服药物等，性功能障碍就会越来越严重，甚至引发阳痿。

其次，阳痿也不是单纯的阴茎勃起障碍。现实生活中，有些男人在有强烈性欲的情况下，阴茎也会勃起且具有一定硬度，只是不能保持足够的时间，这种情况严格意义上也算阳痿的范畴，只是阴茎勃起的时间到底维持多久才不算阳痿并没有一个标准，判断起来有一定难度，一般还得根据阳痿的其他症状联合起来辨别。

当然，虽然阳痿涉及阴茎勃起障碍。但并不是任何情况下的阴茎勃起障碍就是阳痿。大部分男人早晨醒来后上厕所，阴茎通常都会勃起，若有一两天突然没有勃起或不够硬，这根本不是阳痿的表现，不要自己吓自己。

如果你怀疑自己阳痿，是会讳疾忌医还是会对症医治？是黯然神伤还是敞开心扉？是冷静面对还是寻死觅活呢？近几年，我见过不少二三十岁的年轻男人被阳痿困扰，其中有一对年轻夫妻给我留下的印象最深刻。

陈先生与李女士刚结婚时，性生活正常，婚姻生活也幸福美满。结婚不到两年，陈先生的工作也稳定了，于是贷款买了一套大房子。住得舒坦了，但每个月的还贷反倒成了莫名的压力，压得陈先生喘不过气来。渐渐地，夫妻二人的性生活变得不和谐。陈先生总是感觉身心俱疲，每次和妻子的性生活都草草了事。陈先生也觉得自己很没用，妻子却总是冷言冷语地讽刺他，这使得陈先生在之后的性生活中表现得格外紧张，后来干脆怕得不愿意和妻子进行性生活。这种情况大概持续了几个月，陈先生再与妻子进行性生活时阴茎都不能正常勃起，即便勃起了，还没等开始，就软下去了。妻子气得和他分房睡。陈先生没辙，只好偷偷买壮阳药吃，结果也不尽如人意。这种情况基本上可确诊为阳痿，但绝不是壮阳药可以救急的。引起阳痿的病因有很多种，所以治疗时务必要对症下药。于是我让陈先生做了更加详细的检查，最终确诊为肾阳虚所致的阳痿。我除了给陈先生开了几副补肾温阳的中药，同时也嘱咐陈先生放松心情，多陪陪妻子，因为好心情能改善病情。

中医认为肾有阴阳两面，而肾阳不足又被称为肾火衰弱。年轻力壮的男人一旦肾火衰弱，就意味着命门火衰，此时若性生活无度或生活规律混乱，肾精容易受损而亏虚，肾精与肾气就会虚冷，最终极易导致阳事不举。另外，肾元阳不足者往往肝郁不畅，而肝主筋，阴茎正是宗筋之汇。可想而知，肾阳不足，肝功能就不能正常发挥，气血通道容易受阻，阴茎就会无法得到所需的气血，最终导致阳痿不起。

阳痿这一病症给夫妻双方乃至婚姻关系都会带来影响，它的危害性远远超过早泄或性欲减退等性功能障碍性疾病。首先，阳痿会给男人带来无形的精神压力，降低了男人的正常性功能，连做男人的价值都会被剥夺，很多男人会因此抑郁、自卑、恐惧等，甚至导致不育。其次，男人阳痿，女人在性生活过程中无法得到满足，夫妻关系变得不和谐，家庭关系也不断恶化。据报道，我国约有72%的夫妻因性生活不和谐而离婚。

阳痿危害较大，但却并不可怕，关键是患者要积极面对。有的患者觉得一旦让别人知道自己阳痿，会颜面扫地，于是不肯及时去医院检查，这对解决病情是毫无益处的。妻子要鼓励丈夫面对问题，帮助丈夫“闯”过难关。

秦医师告诉你 肾阳虚型阳痿的调理方

典型症状

进行房事时阴茎萎软而不起或起而不坚、不持久，同时可出现遗精、早泄等病症。此外，该病最常见的伴随症状是腰膝酸软、头晕耳鸣、四肢冰冷、精神倦怠、全身乏力、精液清稀、小便淋漓不尽、尿频、尿多、尿急等。

食疗改善法

●杞药炖牛肾

取牛肾1只，枸杞子、山药各20克，芡实15克，姜片、料酒、盐各适量。将牛肾处理干净，切片；芡实洗净，装入纱布袋中；将牛肾、纱布袋、枸杞子、山药一起放入锅中，加入适量水，大火烧开后加入姜片、料酒，再改用小火慢炖，最后调入盐拌匀即可。此方适用于肾虚阳痿者，对腰膝酸软也有益。

●韭菜炒鸡蛋

取韭菜100克，鸡蛋4个，将韭菜摘洗干净切成小段，鸡蛋液搅打均匀，油锅烧热，放入葱末煸炒出香味，倒入鸡蛋液，待蛋液凝固后，盛出备用；锅返回火上，注入少量油放入韭菜，加入盐、鸡精调味，八成熟时放入鸡蛋，混合炒熟后出锅，佐餐食用。次方可滋补肾阳，改善阳痿症状。

按摩改善法

◎**兜囊外肾按摩法：**双手搓热，右手将睾丸握住，使右边的睾丸位于手心，左侧睾丸则位于拇指、食指、中指上，然后轻轻向右揉动50 下，再向左揉动50 下，接着换左手操作。此法可温肾壮阳，改善阳痿。

肾虚火旺现遗精

小儿会遗尿，男人会遗精，这是人的自然生理现象。进入青春期，随着性功能发育基本成熟，男性体内会不自觉地排出乳白色的液体，即为遗精。遗精是指在没有发生性生活时所产生的一种精液不自觉溢出的病态表现，它是青春期之后出现的特殊生理现象，它的出现往往意味着一个男人的成熟。常见的遗精实际上是梦遗，即在睡梦中遗精，大多是因性梦、被褥太暖和、内裤太紧、衣被给阴茎直接刺激等引发的结果。除此之外，遗精还包括无梦遗精与滑精，其中滑精是指人在清醒状态下精液自行滑出的现象。近几年遗精的发病率有不断上升的趋势。据统计，目前我国将近有 80% 的男性在没有进行性生活时也会发生射精现象。

遗精本是正常的生理现象，但若是频繁遗精（每月遗精次数在四五次之上或一夜遗精好几次）或有正常性生活的情况下仍遗精，则多半属于不正常现象，应被视为性功能障碍的一种病理反应。

李先生不到40岁，已婚，在一家外企单位身居要职，平日里除了工作就是在家陪妻子，性生活非常和谐。直到一个星期前的晚上，李先生陪客户吃饭，喝了不少酒，回到家倒头就睡下，迷迷糊糊地睡着之后，李先生感觉自己好像做了一个梦，惊醒后惊奇地发现自己的内裤湿了，里面全是精液。之后的几天里，李先生总是腰酸背痛，睡再多白天都犯困，全身没有力气，身上穿再多都觉得冷，手和脚也是冰凉的。李先生感觉到不对劲，于是专门买了补药来吃，结果越补越糟，连续好几个晚上都睡不着，一睡着就会自行射精。李先生担心问题更加严重，才决定到医院就诊。

喝酒遗精只是偶然，而乱用补药，更会加重遗精症状。经过诊断发现，李先生的遗精是肾虚火旺造成的。中医认为，若生活中心神太过劳损、纵欲过度、酗酒无度等，就会使肾精亏耗，致使肾阴虚而阳亢、肾火偏亢或旺盛，从而扰乱精室而不易封藏，肾气也会失去固摄，精液不容易被“锁住”，最终导致精液滑泻。

秦医师告诉你 肾虚遗精的调理方

典型症状

◎**肾虚不固型遗精：**梦遗频繁，甚至会滑精；腰膝酸软，口干心烦，目眩耳鸣，失眠健忘，舌红少苔，脉细数等；长期滑精者甚至伴随阳痿、早泄，畏寒肢冷等。

◎**肾火偏亢型遗精：**失眠多梦，梦遗频数，并伴有心烦、头晕、精神萎靡、全身无力、小便短赤、舌质红等。

食疗改善法

●山茱萸粥

取山茱萸15克，大米100克，白糖适量。将山茱萸用冷水浸泡，冲洗干净，去核；大米淘洗干净，与山茱萸一起放入砂锅内，倒入适量清水，大火煮沸后改用小火烧煮，待粥将熟时加入白糖拌匀稍煮即可。每日1剂，连续服用5天。山茱萸具有补肾养肝之功，有利于涩精固脱，适用于肾虚遗精者。

●水陆二仙丹

取金樱子、芡实各30克，将金樱子熬成膏状，与芡实末和匀，制成丸药如梧桐子大小，每次服6克，温水送服。此方具有收敛补肾的作用，可用于治疗肾亏不固精导致的遗精。

运动调理法

◎**仰卧收腹操：**取仰卧位，将两臂枕于头后，上半身与双腿同时上举，双手与双脚脚尖在腹部上空触碰。在上举的过程中，腹部要收紧，同时调整呼吸，使呼吸均匀。每天早晚各做1次，每次反复操作15分钟。此方具有固肾益精之功，适用于肾阳虚所致的遗精者。

肾少精气，易早泄

早泄，一个不中听的字眼，专指在性生活过程中男人在极短时间内排精，或者还没开始性生活就泄精的现象。换言之，早泄是男人射精过早的意思，这与射精过快完全不是一回事。一项调查研究早已明确指出，男人要想在1分钟内射精是可以轻易办到的，性欲强的男人可以在1分钟内轻松完成从性生活开始到性高潮结束这一完整过程。所以，在性学专家眼中，射精快属于健康的表现，早泄则是性功能障碍的一种常见形式。

31岁的白先生，结婚2年，结婚头一年他与妻子如胶似漆。半年前，白先生被调到外地出差，夫妻两人不得已两地分居半年左右。正所谓小别胜新婚，当白先生出差归来时，夫妻两人的感情一触即发。可白先生没到1分钟就射精了。之后连续几天里，白先生仍然早早就射精，于是就来到医院。

我向白先生了解了一些生活细节，原来白先生在外地出差期间，基本每天都睡不够、吃不好、干活多。据白先生回忆，在这半年里，他曾经有过两次梦里遗精的情况。现在他的腰背时不时会酸痛，工作时专注力不够，总觉得心烦气躁、坐立不安；晚上要么睡不着，要么就一个劲地出虚汗。因为腰痛，白先生还专门买了六味地黄丸吃，但效果并不好。根据白先生的介绍以及我的诊脉发现，白先生的肾气不足，有肾虚的症状表现，属肾气不足型早泄。

从中医角度看，肾阴亏虚、肾气不固是早泄的根本原因。日常生活中若性生活没有节制或过早婚育，只会令阴精耗尽、肾气虚衰，进而导致肾火旺，精室固摄无权，加上肾封藏失职，最终导致早泄。另外，肾虚伤肝，肝经郁结于阴茎将无法正常疏泄，也不能很好地约束自身，甚至无法控制住精液，最终导致早泄。

遗精、早泄、阳痿三者亲如兄弟，经常结伴同行——遗精会演变成早泄，阳痿也会掺合进来。因此，不论出现哪个问题，都要及时就医。

秦医师告诉你 男人早泄调理方

典型症状

◎**肾阴虚型早泄：**遗精，阳事易举，心烦失眠，腰膝酸软，五心烦热，盗汗，小便色黄，口苦咽干，脉沉细数等。

◎**肾气不固型早泄：**遗精，性欲比较低，腰膝酸软，小便清长，夜尿频多，舌苔淡白，脉象沉弱等。

食疗改善法

●仙茅瘦肉汤

取仙茅15克，金樱子10克，猪瘦肉500克，盐、料酒各适量。将猪瘦肉洗净，切块；将仙茅、金樱子洗净，捣碎，用纱布包好；将纱布包与猪肉一起放入锅中，加入水，用小火炖至肉烂，调入盐、料酒略煮即可。此方具有补肾壮骨之功，适用于早泄引起的腰膝酸软、畏寒肢冷等不适。

●党参枸杞焖海参

海参300克，党参、枸杞子各10克，葱段、酱油、料酒、盐、水淀粉各适量。将海参处理好，切块，用开水焯一下，捞出沥干水分；党参切片，入锅，加水，煎汤，去药渣留药汁；锅内倒油，放入葱段炒香，放入海参，加入料酒、盐、酱油等拌炒，放入党参、枸杞子，加入水淀粉勾芡即可。此方有利于滋阴补肾、益精髓，适用于早泄者。

中药茶疗方

●益智仁茶

取益智仁15 克，红茶3 克。益智仁捣碎，与红茶一起用沸水冲泡5 分钟，代茶频饮。此方可补肾虚，适用于早泄之遗精、失眠等症状。

肾虚易造成前列腺增生

前列腺是男性特有的性腺器官，它通常在男性45岁左右开始出现萎缩或增生的趋势，若是你赶上了腺体体积在逐渐增大，你就离前列腺增生不远了。前列腺增生又名前列腺肥大，是老年男性常见的前列腺疾病之一，也是一种慢性疾病。

65岁的毛先生，身体素质一向不错，可最近几天却总是感觉双腿无力，体力也大不如前了。毛先生担心自己得了重病，便挂了我的专家门诊。见到我后，毛先生便说："医生，请您帮我看看，是不是得了什么重病。以前我每天都能散步1～1.5小时，坚持了数十年，最近几天我的腿脚总感觉酸疼，有的时候一点劲也使不上，走个15分钟我就感觉腿都肿了，好像脚都变大了，有几双鞋都穿不进去了。"我撩起老先生的裤腿发现双腿水肿得很严重，随后我问毛先生："有没有其他什么症状，如尿频、尿急？"毛先生回忆道：大概1年前，曾经出现过尿频、尿急的情况，那时只要遇上堵车或出远门坐车时间太长，就会憋不住尿，尿湿裤子也有过几次。当我问及现在还有没有类似情况时，毛先生说道："现在没尿湿过裤子，只是晚上总是起夜上厕所，好像小便排不尽一样。可每次都是稀稀拉拉一点点尿。"经过详细检查，我确诊毛先生患有前列腺增生，若是不及时上医院治疗，尿失禁的可能性会很大。单纯的水肿应该是水液代谢出问题而引发的尿路堵塞，但尿急、尿频、尿不尽等症状的出现，说明毛先生肾虚，也因此引发了前列腺增生。

随着年龄的增大，肾气会严重受损，真阳衰退，肾阳不能向下输注膀胱，膀胱气化能力降低，输出水液的能力也降低，小便就变得难以排出；老年人肾阴亏虚，以至于气化功能也失常，最终导致小便失禁或排出无力，甚至无尿。

前列腺增生早期比较容易治愈，但如果贻误了最佳的治疗时间，就有可能恶化成尿中毒，甚至发生急性尿潴留，影响肾功能和性能力。所以，我建议年纪稍长的男性只要稍有不适，最好及时检查，做到早发现、早治疗。

秦医师告诉你 前列腺增生的调理方

典型症状

◎**肾阳虚型前列腺增生：**小便淋漓不尽、不易排出，尿失禁等。同时还伴有面色苍白、腰膝酸软无力、畏寒肢冷、舌苔淡白、脉象沉迟等。

◎**肾阴虚型前列腺增生：**排便困难，小便淋漓不尽，无尿。同时可伴有口苦咽干、心烦失眠、头晕目眩、大便燥结、腰膝酸软、舌苔红、脉细数等。

食疗改善法

●黄芪鲤鱼汤

取生黄芪60克，大鲤鱼1条，葱段、姜末各适量，盐少许。先将鲤鱼处理干净，与生黄芪及适量清水一起倒入大锅内，加入葱段、姜末，撒入盐，大火煮开后改用小火慢炖半小时左右即可。鲤鱼有利水消肿之功，有利于改善前列腺增生之小便不利症状；黄芪也具有利水之效，只是更注重补气，与鲤鱼搭配，更有利于补气升阳，擅长于改善肾阳虚型前列腺增生。

按摩疗法

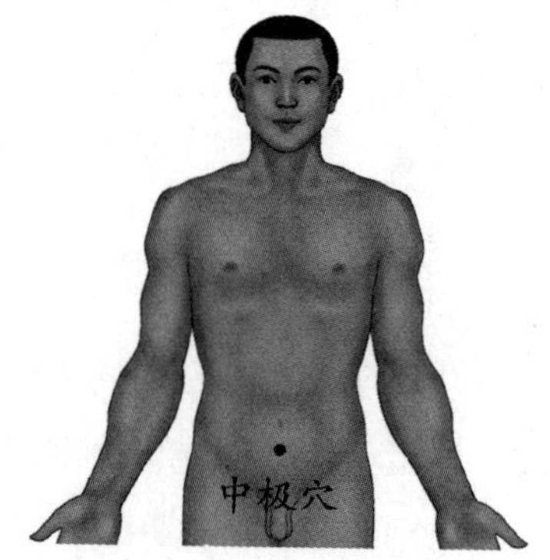

中极穴位于肚脐正下方4寸处，经常按摩中极穴，有利于行气活血，保证小便的通畅，改善前列腺增生之排便困难等症。日常生活中，我们可以边泡澡边按摩此穴。具体操作方法如下：

准备40～48℃的水，水深比耻骨联合处高出10厘米左右。患者坐进水里，用食指、中指、无名指的指腹在中极穴做环形按摩，用力部位随腕关节连同前臂一起做盘旋运动。每日泡澡1次，每次以20分钟为宜，按摩频率以每分钟100下左右为宜。

女人养肝这边看

肝的疏泄功能异常，易导致乳腺增生

乳腺增生是西医的说法，在中医里它被称为“乳癖”“乳粟”“乳中结核”等，专指乳腺上皮和纤维组织增生等。它是年轻女性常见的乳房疾病，主要年龄段集中在25～50岁。据报道，乳腺增生的发病率相当高，可达10%左右，占乳腺疾病的七成以上。而且研究表明，乳腺增生的患病率城镇明显高于农村。

前不久，我接诊了一位乳腺增生患者，左女士，26岁，未婚。据其介绍，半年前就发现双乳有肿块，而且每次来月经前乳房都会胀痛，肿块也会增大，但经期一结束肿块就缩小，胀痛感也消失了，所以根本没有引起注意。这半年来，左女士因为升职，工作强度增加、压力变大，每天的神经都紧绷着，精神越来越紧张。心情也变得越来越糟糕，经常发无名火。这几天乳房胀痛又发作了，而且痛觉剧烈，肿块也变大了，按压疼痛感更强烈。但据我观察，左女士的乳腺皮肤并没有发生变化，乳头也没有凹陷或溢液，通过一些辅助性检查，我判断她患有乳腺增生。左女士的病，多半是因为她精神压力过大而破坏了情志，从而影响了肝正常的疏泄功能。所以除了给左女士开了几副药方，我还叮嘱她好好休息，放松心情。

乳房相关的病症不容易被人察觉，加上不少女性对它并非真的了解，这让女性乳房健康堪忧。乳房胀痛并不只是月经来潮的信号灯，也可能是乳房疾病的警示灯。乳房肿块看似不痛不痒，也可能是乳房疾病的预警。小小乳房会产生诸多小病小灾，其中乳腺增生就是容易被无视的乳房疾病，而且与肝的联系紧密。

中医认为，肝主疏泄。而肝的疏泄功能与情志有着极大的关系。情志舒畅，肝的疏泄功能才能正常，气机也会顺畅；若情志不高，情绪抑郁，就会导致肝疏泄失调，影响气机流通，最初会引起乳房疼痛、胸闷；时间久了，肝火偏亢，痰郁互结，乳房内会出现肿块，演变成乳房增生。所以，性情急躁、易怒或情绪紧张、压力大的女性更容易患乳腺增生。

秦医师告诉你 女性乳腺增生的调理方

典型症状

乳房有肿块，肿块不是很坚硬，按之会活动；经前或经期乳房胀痛，经停后疼痛会减轻或消失，月经周期紊乱；胸闷抑郁、心烦易怒；腰膝酸软、少腹冷痛、畏寒肢冷等。

食疗改善法

●海带生菜香郁汤

取海带100克，生菜40克，香附、郁金各10克，盐、葱末、姜末、酱油各适量。先将鲜海带洗净，切丝；生菜洗净后切粗条；香附、郁金洗净；在砂锅内加水适量清水，加入海带丝、生菜条、香附、郁金、葱末、姜末等煮熟，再加入盐、酱油调味即可。每日1次，连服数日。海带可清热活血，有利于促进或改善肝的疏泄功能，香附主入肝经气分，芳香辛行，善散肝气之郁结。这道药膳对辅助治疗乳腺增生有益。

按摩疗法

适当按摩乳房，有利于疏通乳房经脉，促进气血循环，改善肝的疏泄功能，进而辅助治疗乳腺增生。具体操作手法如下：

（1）按摩右侧乳房，将右手抬起与右耳同高，前臂向前与身体垂直；左手掌根与掌面从胸部正中位置出发，横向推按右侧乳房直至腋下，返回时五指指腹将乳房组织带回，反复推按50次左右，再换左侧同法操作。

（2）右手掌面从左侧乳房上部一直推至乳房根部，再原路退回，反复操作50次左右，再换左手掌面操作。

（3）若是有乳房肿块，则用一手小鱼际处从乳房肿块处发力，由乳根向乳头方向快速推按，反复操作5次左右，感觉局部温热为宜。

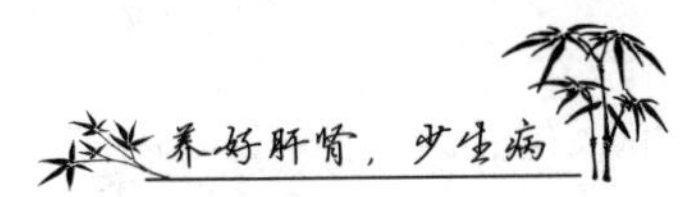

肝郁化火会造成月经失调

月经因每月出现1次而得名，即有规律、周期性的子宫出血现象。虽然月经令人苦恼，但月经确实使女性的循环系统和造血系统得到“锻炼”的机会。

一般情况下，月经周期保持在22～35天属于正常范围，如果月经周期少于22天或多于35天，则有可能是月经不调。另外，经量、经色、经质发生异常状况，甚至倒经、逆经、经前吐血或鼻出血等，都有可能是月经不调。当然，每个人的体质不同，身体状况也不同，所以月经失调与否其实本人会更清楚。可惜，现实生活中总有些稀里糊涂的女人！

26岁的田女士大学毕业后就一直从事销售这一行，业务繁忙不说，每天还要东奔西跑，甚至大部分生活都是在出差途中度过的。这种食无定时、居无定所的生活持续了两年，小田明显感觉身体素质在下降，经常感冒、咳嗽，但为了挣钱，小田也无计可施。大概3个月前，小田还在外地办公，结果经期提前到来，弄得她手忙脚乱，而且月经量特别多。但这并没有引起她的过度关注。直到这个月，月经周期提前了一周多，月经量比之前更多，月经还向后推迟了好几天才结束。小田怀疑自己得了月经失调症了。小田的怀疑没有错，只是她明白的有点晚。

我建议女性朋友们，当发现自己出现月经不调的症状时，务必要及时到正规医院就诊，以免因这小小的月经失调而造成终生不孕的遗憾。。

中医认为，月经不调与肝有关，肝血亏虚、肝气郁结、肝火旺盛等都会引起月经不调。我们都知道，肝是人体的血库，贮藏人体所需的血液，并由肝的疏泄作用运输气血于全身，使脏腑、四肢、五官等得以保持正常的生理功能。若肝血亏虚，肝的疏泄功能失调，月经也会跟着失调；若肝气郁结，肝血无法被输送到胞宫，月经失调就在所难免。月经不调看似很平常，但若长期坐视不管，女人的容颜易损，连基本生理功能都会受限，还会招惹上不孕这个大麻烦。

秦医师告诉你 月经不调的调理方

典型症状

月经周期改变，月经量多，月经血块过多，阴道不规则出血；情绪低落，全身乏力，腰酸背痛，失眠心烦，爱发脾气等。

食疗改善法

●青皮山楂粥

取青皮10克，生山楂30克，大米100克。将青皮、山楂放入砂锅中，加入适量水煎煮，去渣取汁，再与大米一起加水，用小火慢炖至米烂稠粥。每日1剂，早晚分服。青皮利于行气；山楂疏肝解郁，此方适用于肝郁型月经不调。

中医脐疗方

取当归30克，红花、月季花、川芎各15克。将上述药材一起研磨成细粉末，然后用茶叶水调匀，并热敷于脐部，外用胶布固定。每天换1次，连敷7天左右。此方可有效改善肝郁型月经不调。

花朵调经法

◎**牡丹花：**性凉味辛，将红牡丹花根与甜醪糟一起煮着吃，可调理血瘀型月经不调。

◎**月季花：**性温味甘，将月季花泡茶，再调入红糖冲服，可缓解月经不调引起的痛经不适。

◎**山茶花：**性凉味甘苦，将山茶花泡茶饮用，有利于疏肝化瘀。

◎**杜鹃花：**将杜鹃花与大米一块煮粥喝，可调理肝郁型月经不调。

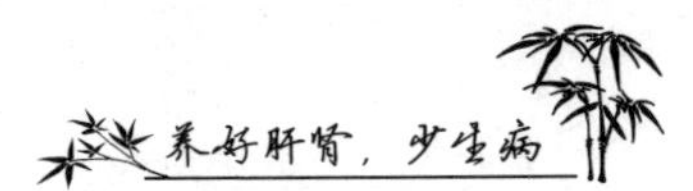

肝气郁结，女人多抑郁

月有阴晴圆缺，人有悲欢离合，人生不可能没有任何烦恼。情绪低落本属寻常事，你不想吃饭也好，不想说话也罢，甚至连事情都可以不想做，但如果这种坏情绪、消极的行为持续过长时间，心情会变得更糟糕，如此恶性循环下去，很可能会患上抑郁症。随着现代社会压力不断升级，人们的幸福指数普遍下降，抑郁症的发病率迅速上升，被形象地比喻为“精神病学的感冒”。

在这场“重感冒病毒”的侵蚀下，女性不幸被严重“传染”，比例远远高于男性一倍之多。这多半是因为女性的感情比男性细腻，工作压力、生活辛苦、人与人产生矛盾、情感受伤等都会使女性的心理防线被冲破，埋下抑郁的种子，一旦钻牛角尖，越陷越深，抑郁症就会应运而生。

38岁的潘女士，某地财政局的公务员，工作一直勤勤恳恳，接人待物有礼有节，好不容易赶上一个提干的名额，办公室同事都说非她莫属，她本人也是信心满满，结果却被一位年轻的小伙子给“取代”了。之后潘女士心里一直很窝火，但表面上还得装得像个没事人一样。时间久了，潘女士也觉得厌烦了。她变得不爱说话，干活也没那么积极了，晚上总爱胡思乱想。潘女士表示，最近她总是觉得头痛、恶心，买过止痛药吃但无济于事，这两天经期也有点紊乱，断断续续的，月经量特别少。还容易多愁善感，情绪化，脾气说来就来，有的时候还莫名其妙想哭。

看到这里，有些读者朋友可能会问：“她是不是更年期提前了？”这与更年期症状确实有点像，但经把脉显示，潘女士有肝气郁结、血虚血瘀的症状。而潘女士并没有绝经，更年期的可能性可以排除，这反倒是郁证的表现形式。于是我给潘女士配了一些疏肝、解郁、理气的中药。复诊时，我发现潘女士的气色不错，她自己也说经期正常了，痛经好多了，也不头痛了。这次我并没有给她开药，只是说了四个字“心情愉悦”。

女性与肝的渊源颇深，其中经血的来潮、血海的盈亏等都与肝的疏泄功能有着密切关系，而肝的疏泄功能与情志又是密不可分的。中医认为，郁病因情志内伤而致。郁病初起之时以气滞为主，常兼血瘀、化火、痰结、食滞等，多属实证。病久则易由实转虚，随其影响的脏腑及损耗气血阴阳的不同，而形成心、脾、肝、肾亏虚的不同病变。而这位潘女士的病情只属于郁病早期，治疗相对简单些。

从中医角度看，情志的好与坏完全受制于肝，因肝气郁结，人的情志不畅、气机郁滞，从而引发抑郁症，即中医所说的“郁证”。早在元代就有“气、血、火、食、湿、痰”六郁之说，直至明代，“郁证”便作为一个固定的病名被记载下来。现代中医认为，肝主疏泄，可疏泄全身气机，与人的情志息息相关。若气机顺畅，人的精神状态就好；若气机不畅，人就心情抑郁、精神萎靡。可见，“郁证者，郁结而不散也。”

在《素问•灵兰秘典论》中，称“肝者，将军之官，谋略出焉”。肝被比成一个有胆有识的将军，它不仅具有消化与解毒，维持气血、津液运行的功能，而且能调节精神情志。

肝具有贮藏和调节血量的功能。唐朝医学名家王冰是这样解释的：“肝藏血，心行之，人动则血运于诸经，人静则血归于肝脏。”也就是说，在人体活动时，肝脏把贮藏的血液供给全身，使肢体、大脑血量充足而发挥作用；休息时，大量的血液回藏于肝进行休整，以保证人体活动时的需要。所以人体的活动耐力在很大程度上取决于肝的藏血功能。

疏泄，也就是疏通、舒畅的意思。肝主疏泄的功能主要表现在调节精神情志、促进消化吸收以及维持气血、津液的运行3个方面。肝的疏泄功能一旦出现异常，就会影响身体健康。

我曾经听过这样一个故事，有一位医生给一位抑郁症患者看病，还没等病人开口，医生就先嘲笑病人长得比猴还难看，病人很生气，和医生发生严重口角，医生还一个劲地火上浇油激怒病人，病人的骂声更大，开始尽情地释放满腹牢骚和沉积已久的怨恨。之后，这位病人觉得心情舒畅，感觉神清气爽。其实很多抑郁症患者并不能很好地意识到自己的病情，即便意识到了，也未必有应对的办法。这是因为绝大多数郁病的发病过程比较缓慢，发病前会有一个情志不畅或思虑过度的过程，表现出精神抑郁、情绪不安、胸胁胀满等，这些症状都不易被人察觉，且病变部位不易被指出，疼痛感也不是很明显。不容易被人察觉并不意味着可以放任自流，尽早排解心中郁闷，对人对己都有益。

秦医师告诉你 抑郁症的调理方

典型症状

精神抑郁，情绪不定，胸部满闷，胁肋胀痛，痛无定处，长吁短叹，不思饮食，大便不畅等。

食疗改善法

●甘麦大枣汤

甘草10克，小麦30克，百合20克，大枣5个。先将百合放入清水中浸泡2小时；再将甘草、小麦、大枣分别洗净，大枣去核；所有材料放入砂锅内，用适量水煎煮20分钟，去渣取汁。每日1剂，分2～3次服用。这个配方甘润滋养，养心安神，和中缓急，有利于缓解抑郁情绪。

茶疗方

●梅花茶

取白梅花、绿茶各5克。将白梅花、绿茶一起放入陶瓷壶中，加入沸水冲泡5分钟左右即可。此方可疏肝解郁，养肝护肝。除此之外，玫瑰花茶、蒲公英茶、橘子叶茶等都是缓解肝气郁结型郁证的良方。

情志调养法

保持乐观的心态，要正确评价自己，对学习、工作、事业的期望值不要太高，多干一些力所能及的事情。适当多参加一些社会活动，可开阔眼界，跳出困惑自己的小思维圈，这对改善抑郁有很大帮助。

肝血不足，是贫血的重要诱因

于我们而言，贫血并不是一个陌生的词汇，但你了解贫血吗？贫血其实是西医上的一个说法，在中医里根本找不到相关描述，但因为中医里的血虚证范围广泛，所以我们可以将贫血归类于血虚的范畴。中医认为，血是人体生命活动重要的物质基础，含有人体所需的各种营养物质，内至脏腑，外达筋骨，作用范围广。血虚是阴血亏虚的病理表现，主要指血液生成不足、血液不充盈等。肝藏血，对气血循行有一定影响。从这个角度看，肝血不足，体内的血液不充盈，则会导致血虚性贫血。

年仅20岁的张同学是某重点大学的高材生，平时学习特别用功，还经常勤工俭学外出打工，身体本来就柔弱的她最近总觉得身体倦怠，眼睛酸涩难受，照镜子时还觉得脸色苍白，毫无血色，连梳头都会掉很多头发，月经量也变得越来越少，有时月经还会不准时“报到”。张同学刚开始到医院做了常规检查，结果血常规化验没有任何异常，无奈之下她挂了我的专家号，经诊断发现她“血虚”。

引发血虚证的因素有很多，其中肝血不足是其中一个重要因素。血虚未必贫血，但贫血一定会血虚。而肝血不足在某种程度上会诱发贫血症。这类贫血症以头晕、目眩、耳鸣、胁痛、惊惕不安、月经不调、经闭、面色苍白、舌质淡、脉弦细为主要特点。

秦医师告诉你 血虚性贫血的食疗改善法

●猪肝枸杞山药汤

取猪肝半个，枸杞子30克，桂圆肉15克，山药半根，盐适量。将山药、猪肝切片；将所有材料入锅，小火慢炖至猪肝软烂，调入盐即可。

失眠，要注意养肝血

世界之大无奇不有，有些人睡再多都觉得困，有些人想睡却睡不着。想睡却无法入睡或睡一会儿就醒来，为典型的失眠症。失眠在《黄帝内经》里被定义为“目不瞑”“不得眠”“不得卧”等，现代中医理论认为失眠多因情志、饮食内伤、年迈、生病等伤了心神而导致。现代社会生活节奏快，生活和工作压力都很大，失眠症变得越来越严重，失眠者的年龄也越来越小。一项调查显示，普通成年人患失眠的比例已高达60%，其中一半以上的失眠者超过一年。

失眠不仅影响人的生活与工作，还与多种疾病有关，如高血压、糖尿病、心脏病等。即便如此，仍有不少年轻人不关心自己的睡眠问题，即便知道自己失眠也不当回事，更别提上医院看病与治病了。

29岁的王女士近日因白天累得慌、晚上睡不着而感到痛苦不堪。前来就诊时对我诉说了她的苦楚：每天晚上难以入睡，几乎都要等到凌晨三四点，睡前总是不停地上厕所，头脑发胀，心跳好像都加速了，有几次还突然腿抽筋。这两天甚至口腔溃疡了，感觉特别难受。我问王女士：“这种症状大概持续多久了？”王女士说：“快两年了。”我觉得很奇怪，失眠虽不会对生命构成威胁，但至少也会影响正常生活，怎么能忍受这么长时间？我为王女士开了些滋补肝血、益气、安神的药物，并再三提醒她以后只要身体出现不适症状，最好尽快就医，以免疾病恶化。

中医认为，人体若是肝血不足，则肝不能正常疏泄气血，气血失调，肝阴与肝阳强弱不一，从而导致肾阳不足、心肾不交，最终引发失眠。王女士就是属于这种情况，故单纯降心火是无济于事的，最主要的还得温肾阳、补肝血等。另外，睡眠有一定的生物节律性，在中医学里，生物节律性的调控必须通过肝藏血来完成。五志受损、劳逸失调等均会导致肝血不足，从而打破人的生物节律性。所以，现实生活中我们要学会自我调节情绪，保持心态平和，并要懂得排解郁闷，这样失眠才不至于紧跟不放。

秦医师告诉你 失眠了，怎么办

典型症状

睡眠时间短，深度睡眠不足，入睡困难，时睡时醒，醒来后睡不着，彻夜不睡等。若是睡眠时间不够者，则多半会入睡困难、夜寐易醒，醒后难以再睡，严重者甚至彻夜不寐；若是睡眠深度不够者，则表现为夜间时醒时寐，寐则不酣，或夜寐梦多；若是睡觉时间或深度不够，则会表现出头晕、头痛、神疲乏力、心悸、健忘，甚至心神不宁等。

食疗改善法

●酸枣仁粥

取炒酸枣仁30克，大米100克。将酸枣仁放入砂锅中，加入1500毫升清水，用小火煎汤，煎至剩余1000毫升的水时滤去药渣，留下药汤；将大米淘洗干净，放入药汤中，小火慢熬，待米熟粥稠时即可关火。此方具有补肝血、去肝火之功，有利于改善失眠症。

鹅卵石磨脚足浴法

足浴有利于促进人体脉络的贯通，可使心肾交通，达到疏肝理气、益气安神之功，从而有助于睡眠。若是在洗脚盆里放入鹅卵石，就能起到类似针灸的作用，治疗失眠的效果显著。可于每天睡觉前泡一泡脚，每次坚持半小时左右。

按摩疗法

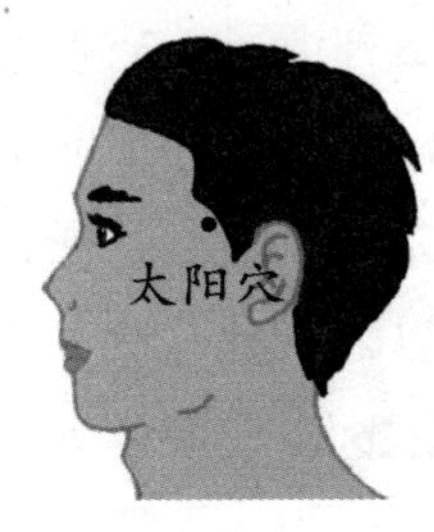

◎**按摩太阳穴：**用双手拇指指腹顺时针按揉两侧太阳穴，每次5分钟。长期坚持，有利于改善失眠者的头痛症状。

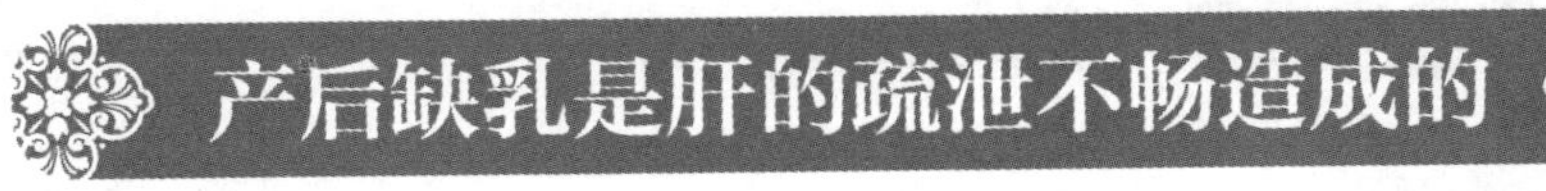

产后缺乳是肝的疏泄不畅造成的

产后缺乳是指产妇在哺乳时乳汁甚少或全无，不足够甚至不能喂养婴儿。为什么会出现这种症状呢？

中医典籍中记载：“血者，在妇人上为乳汁，下为血海。”可见，人体内的血对女人而言往上走就是奶水，往下走就是月经。所以我们也可以说，其实女人最苦恼的月经就是奶水。生过孩子的女人可能都有过这样的经历，孩子没断奶前，月经几乎没有，中医认为这是女人的血都化为奶水了。所以气血不足的女性，产后身子虚弱，生化奶水的能力就会相对薄弱，奶水不足或没有奶水的现象就有可能出现。

此外，肝郁而疏泄不畅也是产后缺乳的原因之一，但这种情况就不是生化不足造成的了，而是有乳汁却排不出来导致的。

因化源不足引起的乳汁分泌障碍，即没有奶水可下，则是真正的缺乳，属于虚证；而因肝的疏泄功能不畅引起的乳汁不能排出，则为假性缺乳，属于实证。

曾经有这样一位新妈妈，宝宝生下来的3个月里，妈妈的奶水一直很好，宝宝长得特别壮实，体重上升很快。后来她因为一些琐事和婆婆发生了口角，相处得越来越不愉快，甚至她还独自一人照顾宝宝。之后的每天她都觉得很累，老公还经常找茬，身心俱疲，渐渐地，奶水变少了，宝宝几乎每次都不够吃。听到宝宝的哭声，当妈妈的心里更着急，奶水变得严重不足。奶水的多少看似属于产科问题，实则与肝的渊源颇深。这位新妈妈奶水不足多半是产后抑郁所致，只要保持心情舒畅，并定时按摩乳房，奶水会恢复正常量。那么，奶水的多少和肝有着怎样的联系呢？

中医认为，气血盈亏是生化乳汁的基础与来源。但我们都知道肝藏血，主疏泄，所以肝才是乳汁生化的真正所在与原动力。而且肝有阴阳之分，一旦肾阴亏虚，肝阳就会上亢，阴阳不平衡则容易导致气血逆乱，肝的疏泄功能也会变得异常，气血就会无法生化成乳汁，即便能够生化成乳汁，量上也是远远不足的。

秦医师告诉你 产后缺乳的调理方

典型症状

◎**产后缺乳虚证：**产后乳汁不足，甚或全无；乳房无胀感而柔软，乳汁量少清稀；面色无华，神疲倦怠，纳食量少，舌质淡白或淡胖，苔薄白，脉细弱等。

◎**产后缺乳实证：**产后乳汁少、浓稠，乳汁不下，乳房胀硬疼痛；胸胁胀满，情志抑郁；食欲不振，脉弦；舌苔薄黄等。

食疗改善法

●猪蹄通草汤

取净猪蹄2 只，通草10 克，葱适量，盐少许。将猪蹄剁块，其他材料洗净，一起放入锅中，加适量水，大火煮沸后改用小火慢炖，最后加盐即可。此方可疏肝补血，有催奶的作用。

●花生鲢鱼头汤

取花生仁50克，鲢鱼头1 个，姜片、米酒各适量，盐少许。将花生仁、姜分别洗净；鲢鱼头洗净，去鳃。热油锅，放入姜片炝炒出香味，放入鱼头煸炒，倒入米酒，放入花生仁，再加入适量清水慢慢煮熟，调入盐即可。此方善补气血，尤其适用于肝血不足的产后缺乳女性。

按摩调理法

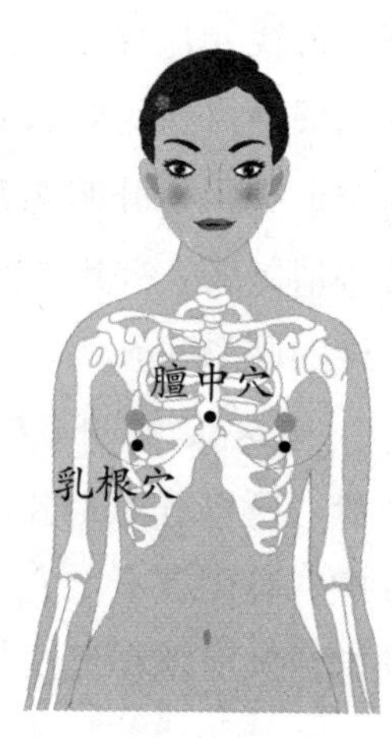

◎**按摩乳根穴：**中指指端点按乳根穴（乳头直下，乳房根部，左右乳房各一穴）约1分钟，以局部有酸胀感为宜。

◎**按摩膻中穴：**用拇指指腹自下而上推按膻中穴（在胸部正中线上，两乳头连线与胸骨中线的交点）约1分钟，以胀麻感向胸部四周慢慢地放散为佳。

肝气郁结是不孕的重要原因

俗话说，“养儿防老，积谷防饥。”传宗接代、生儿育女是自然规律，也是人的天性。任何人到了一定阶段都有权利做父母，谁也不能剥夺这种权利。但不孕不育的专科医院越来越多，不孕不育门诊外的人潮拥挤，这又是怎么回事呢？

中医认为，子嗣的延续本是自然而然的事情，但肾虚、血虚、气郁、胞宫冷等总会在生儿育女这条道路上“设防”。加上社会压力的增人，不孕不育的势头变得越来越猛。那么就女人而言，不能生育是怎么回事呢？

不孕是指夫妻同居1年以上，有正常的性生活，未避孕，配偶生殖功能正常而未受孕的一种病症。有调查显示，目前不孕症的发病率呈逐年上升的趋势，而且随着年龄的增长，不孕症的发病率也随之增高，是很多夫妻面临的难题。

32岁的顾女士，工作上身兼要职，公司的大事小事都由她把控；在家她也是贤惠孝顺，家务事样样能干，公公、婆婆、丈夫的生活起居都由她照料。结婚3年以来她的婚姻幸福、家庭和睦，唯有不足的就是始终没有怀上孩子。近日，丈夫开始质疑妻子的生育能力，经常给她施加压力。婆婆也一个劲地埋怨她肚子不争气，就连左邻右舍也开始说三道四。在这样的情况下，顾女士的压力越来越大，情绪变得很古怪，连与丈夫同房都变得战战兢兢。听有经验的朋友说排卵时受孕的效果最好，顾女士便开始经常测试排卵期，只要排卵期一到，不分时间都会跑回家和老公亲热，但还是没有成果。顾女士心情变得越来越差，生孩子的压力也越来越大，不得已到医院就诊。

说到不孕，大家的第一个想法便是“生殖系统”出了问题。但经过检查，顾女士及其丈夫生理上并没有任何问题。然而通过诊脉，我发现顾女士的肝气运行不畅，肝气郁结比较严重。临床已发现，因肝气郁结导致不孕的女性并不在少数，高达60%以上。女人的情志不畅、肝气郁结大多来自社会与家庭中有形或无形的压力，精神紧张、情绪低落时间越久，情志会越不畅，不仅会导致不孕，妇科疾病也会跟着不断出现，甚至会影响夫妻关系、家庭关系，连工作都会受到不同程度的影响。

中医认为，气血是构成人体一切生命活动的物质基础，女人的生儿育女主要以血为本、以气为用。而人的精神活动由心所主，也与肝脏的疏泄功能有关。长期情志不舒畅，肝气就容易郁结，一旦气不通畅，血也会不容易下行，这就会导致胞脉无法到达胞宫，胞宫就会得不到所需的营养物质，最终胞宫连行经、产育等特殊的生理功能都无法完成，不孕就会“缠身”。

从西医的角度看，不孕症的发病原因有多种：卵巢早衰或内分泌紊乱等导致卵泡不成熟等原因使卵巢排卵不正常，影响受孕；子宫内膜异位症、子宫先天性异常、子宫肌瘤等子宫异常情况会影响受精卵的着床，降低怀孕概率。盆腔异常或者女性年龄过大导致身体机能下降等因素也是女性不孕不可忽视的。另外，丈夫“生殖系统”出了问题，也是女性不孕的重要因素。

不孕的病因很多，治疗上本身就有一定难度，而肝气郁结型不孕会更麻烦。有一位妇科专家曾说过：“肝气郁结型不孕症，是妇科中最常见的病症，也是最难治的病症。”因为肝气郁结型不孕不仅仅是用药、接受物理治疗就能治愈的，调情志、适心性才是治疗过程中一个重要的环节。所以，这种情况的女人要解除思想顾虑，丢开思想包袱，舒缓心情，没事可以多外出散心，转移注意力；夫妻之间还要互相谅解，保持良好的夫妻关系等。

因肝气郁结而致不孕的女性，在检查确诊之后，除了对症用药之外，日常生活中要注意养肝。养肝包括很多方面：饮食上要保证营养全面，多吃养肝食物；要保证充足的睡眠，在晚上11点之前要进入睡眠状态，因为晚上11点到凌晨3点是养护肝经的最佳时间，也是女性的“美容时间”，如果这段时间不睡觉，很容易出现皮肤粗糙、容易疲劳、口苦咽干、火气郁结等症状；在情志调节方面，要尽量保持心情平和，如果心情不佳，要懂得转移注意力将郁闷排除等。

秦医师告诉你 肝气郁结型不孕的调理方

典型症状

不容易怀孕，同时可伴有月经不调、痛经、经期乳房易肿胀、性欲减退、易怒烦躁、情绪紧张、精神焦虑、心慌气乱、爱发脾气、失眠、健忘、潮热盗汗、食欲不振等。

食疗改善法

●佛手酒

取佛手30克，白酒1000毫升。将佛手用清水泡软，切成1厘米见方的小块，装入瓶中，并倒入白酒，密封保存，每隔5日搅动1次，20日之后即可饮药酒。此方善于疏肝理气，适用于肝气郁结型不孕女性。

运动调理法

◎**骨盆肌肉锻炼法：**可在排便或卧床时，屏住呼吸后再缓缓吐气，使尿道、直肠以及阴道括约肌反复收缩100～200次。此法有利于盆骨肌肉的锻炼，可以改善妇科疾病，并为受孕做好准备。

◎**有氧运动：**在运动过程中，可舒缓压力、排解郁闷，有利于养肝，尤其善于疏肝解郁，对受孕大有好处。平时生活中，可慢跑、打球、跳健身操及形体舞等。但要避免过度疲劳，将休息与运动有效结合。

按摩调理法

按摩期门、章门穴：仰卧，用手指推按并轻轻按揉腹部的期门（乳头直下，和巨阙穴齐平）、章门穴（屈肘合腋，在肘尖处）各1分钟左右，然后用手掌小鱼际横擦两侧的胁肋部5分钟左右。此方可疏肝解郁、理气宁神，有助于受孕。

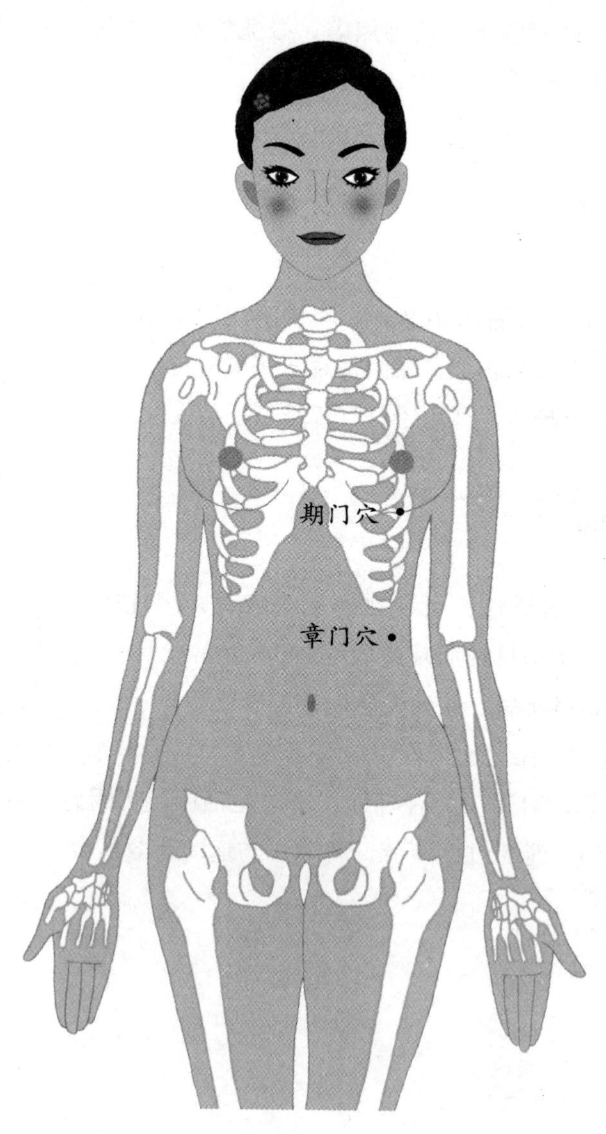

第四章 改掉伤害肝肾的不良习惯

日常生活中，我们经常听到这样的说法『没搞错吧，戒烟、限酒？烟酒都戒了那还有什么乐趣？』其实，很多人明知吸烟及过量饮酒对身体无益，但始终摆脱不了这一陋习。不仅如此，有些人甚至意识不到自己身上的不良习惯，以至于当身体出现问题时才悔之晚矣。

所以，在本章中，我要提醒广大的读者朋友们，要提高生活质量，养好肝和肾，就要正确认识自身的不良习惯，下定决心改正它，这才是最正确的养生方法。

过度补肾，反而伤肾

随着养生观念的逐渐普及，男人们已经意识到补肾的重要性。为了满足广大男性朋友们的需求，市场上涌现出五花八门的保健用品及保健食品。这使得男人们不惜花重金让自己的肾功能变得更强大，可结果往往竹篮打水一场空，不仅钱花了，肾却越补越虚。一项最新的调查已证实长期过度补肾，于肾虚毫无帮助，反而会直接危害肾脏，甚至造成尿毒症等严重肾病。再者，盲目乱补肾，很有可能会加重肾脏负担，对肾脏乃至整个身体都会有害。

王先生，40岁，买了3个疗程的补肾保健品。保健品拿到手后，王先生还自鸣得意，幻想着3个疗程后自己更“男人”时的景象。可是，最近接连几天发生的问题，让王先生有点担心。他开始出现头晕目眩、双脚酸软无力、腰膝酸软、双脚水肿，甚至出现了遗精的症状。随后，王先生到医院接受了检查，结果发现自己患上了慢性肾炎。王先生很奇怪，本来自己只是有点肾虚，也买了补肾的保健品吃，怎么会发展成肾炎呢？原因其实很简单，这是不清楚自身状况乱补造成的。胡乱补肾会对肾脏造成极大伤害，导致肾脏出现问题。

一说到肾虚，人们能想到的就是腰痛、性功能低下，然后开始自行买壮阳药或者强身保健品来吃，结果补得越多，肾却越来越虚，甚至损伤了肾脏。补肾之前，首先要做的就是判断自己是否肾虚。其次补肾不是一味壮阳。肾虚需要补，但肾虚不一定就是性功能出现障碍，生殖能力衰退只是肾虚的一种可能性症状。肾功能好坏与性功能强弱没有必然联系，把肾补过劲了可能适得其反。另外，肾虚分两种，肾阴虚与肾阳虚，壮阳只适用于肾阳虚男性，肾阴虚男性若执意壮阳，无疑是在火上浇油。再者肾脏有病不一定就是肾虚引起的，若是盲目或过度补肾，只会让肾脏负担加重而出现严重的肾病。肾没有必要刻意去补，平时养成健康的生活方式最重要。如果真正有了肾病，靠补肾是没有多大用处的。

秦医师告诉你 补肾之前自测是否肾虚

男人补肾是一门重要的“学问”，补肾是必要的，但盲目或过度补肾只会让你的肾“叫苦连天”。补肾之前至少应该先知道自己是否真的肾虚，不妨跟着我在家里自测一下。

1.你是否经常腰痛，尤其是工作累的时候或阴天下雨的时候痛感加剧？

2.你是否经常每天晚上夜尿多，可达3次以上，且小便无力，淋漓不尽？

3.你是否经常感觉很累，而且不愿意与人说话，工作时注意力难以集中，对工作的热情也不是很高？

4.你是否经常便秘？

5.你是否经常白天犯困，晚上还总是睡不着，睡着后很容易惊醒，并有点健忘？

6.你是否总觉得四肢冰冷，感觉盖再多的被褥也觉得冷？

7.你是否对另一半的性趣不高？

8.你是否患有慢性肾炎、糖尿病、冠心病、高血压等慢性疾病？

9.你是否经常感冒、发烧？

10.洗头时，你是否会有大量的头发脱落？

11.将少许尿液倒入一杯清水中，水是否仍然清澈？

12.不提重物走到三楼，两腿感觉无力吗？

13.坐着看电视，超过2小时是否会感觉腰酸？

14.在厨房做饭时，站立时间超过1小时是否两腿发软？

15.躺着休息时，腰会感觉莫名酸胀吗？

以上15个问题里，若是你的回答里有5个是肯定的，则表明你很可能肾虚了。当然，这只是仅供参考的测试，并不能作为标准依据，当你自测结果显示有肾虚的可能，应该立即上医院做详细检查，了解自己到底是肾阴虚还是肾阳虚，或者是肾脏出现其他问题，千万不能盲目或过度补肾。

烟酒最伤肾，男人应尽早戒除

34岁的宋先生是某家公司的销售经理，烟、酒是他联络感情、疏通人脉、创造业绩的重要方式之一。每天奔于应酬，根本算不清有多少烟酒下肚。可是这几天宋先生出现了一些身体不适：稍微坐一会儿，他的下肢就会水肿；小便总是很不顺畅，还略带点血丝。经过详细的检查，结果显示宋先生的肾脏出了问题。随后，我给他开了些药方，并再三叮嘱他要戒烟限酒，宋先生很疑惑，烟酒与肾有什么关系？

吸烟伤肺，众所周知。但在阴阳五行论中，中医认为肺属金，肾属水，金生水，也就是说肺金与肾水是母子关系。从生理角度看，肺与肾相互配合、互相影响。所以，长期吸烟会耗伤肺阴，进而累及肾阴，肾病患者吸烟更会进一步加剧肾脏损伤。

酒与烟属于半斤八两的“同类”，只是烟对人们来说有百害无一利，而适量的酒却对健康有益。但长期或大量酗酒则容易伤肝，而肝肾同源，肝藏血，肾藏精，精与血同源，相互滋生与转化。所以酗酒致肝受损之后必然会波及肾，严重的话甚至会造成肾功能衰竭。

秦医师告诉你 中医戒烟戒酒法

●递减戒烟法

首先要制定一个戒烟计划，戒烟过程中，每天减少吸烟的支数，并逐步延长吸烟的间隔时间，这样不断地递减，坚持下去就能达到戒烟目的。

●中药瓜蒂戒酒法

取瓜蒂0.5克，白酒500毫升。将瓜蒂浸泡于白酒中，密封保存15日即可。长期服用，酒量减小。

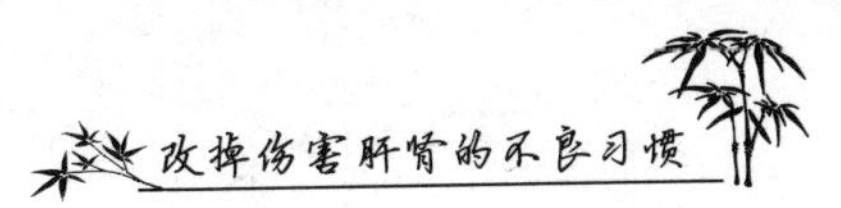

纵欲过度肾疲劳，男人快速衰老的根本原因

纵欲过度，通俗地说就是性生活过多，在中医理论中被称作“房劳”。顾名思义，房中性事若是过多，就会使人劳累过度，直接影响肾乃至全身的健康。现如今我也见过不少年轻男子一夜交欢后全身疲累、腰膝酸软无力，这明显是纵欲过度导致的肾虚。可见，性欲与肾有着直接关系，纵欲过度必定会伤及肾。

纵欲过度伤肾自古就是一个不乏思考的话题，唐代著名医学家孙思邈就曾说过：“凡人生放恣者众，盛壮之时，不自慎惜，快情纵欲，极意房中，稍全年长，肾气虚竭，百病滋生。”意思是说，大多数纵欲过度的人，年轻时不把持自己，任性而为，到了年纪大了以后，肾气虚衰，招致百病滋生。可见，色字头上一把刀，年轻力壮之时纵欲过度，衰老得快，处置不当还会造成严重伤害。所以“纵欲催人老”“房劳促短命”等说法真不是危言耸听，色欲熏心，纵欲过度，房劳终会伤肾。常言道：一滴精十滴血。要惜精固本，不可禁欲，但也不可纵欲过度，否则可能会使精液枯竭而身危。

23岁的小王于2年前就有过一次性生活的体验，后来性欲强烈，自慰的频率越来越高。结婚之后，性生活的频率非常高，甚至早晨醒来忍不住还要放纵1次。这种状态持续了半年多，不经意的一次，他的性欲正起时却发现阴茎怎么也不能勃起了。这让他特别沮丧，感觉自己的性功能严重受损，于是来到医院检查。据悉，小王除了阴茎出现勃起障碍之外，还经常出虚汗，排尿也有点困难，甚至喝了不少水很长时间都无尿，腰酸症状偶尔会发作，最近还会偶然失眠，晚上甚至会莫名其妙遗精。症状非常明显，小王虽然年纪轻，但因为纵欲过度，严重肾虚，甚至肾功能不全，严重影响了他的正常生活，若不及时禁欲，恐怕会影响到他日后的生活乃至下一代的延续。

年纪轻轻就肾虚，属于性功能“未老先衰”，这其实是衰老的一种表现形式。另外，纵欲过度耗精量大，人的精血严重受损，就会出现两眼昏花、眼睛无神、形体消瘦等衰老的迹象，这在小王身上也表现得非常明显，只是他自己察觉

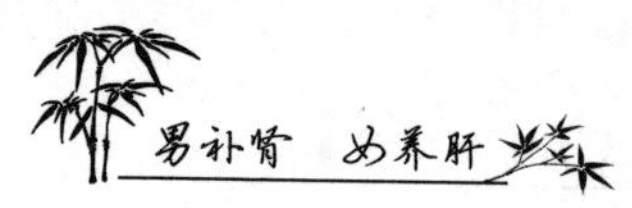

不到而已。纵欲过度甚至还会导致牙齿脱落、头发早白或严重掉发、面部长皱纹等。

其实房劳导致肾精亏虚甚至致死的例子比比皆是，古时候就有，而且在皇家贵族里尤其多。古代皇帝多英年早逝，排除夺权争利的政治因素，皇帝后宫佳丽众多，过度沉迷于美色使得肾精空虚，最终导致身体疲乏、百病缠身，死亡自然也来得早一些。

纵欲过度其实不单单是次数多或时间长，应该还包括过早性生活。中国有句老话“欲不可早”，欲望是不可提前的，性生活的欲望更不可太早。若无法控制自己的欲望或过早有性生活的欲望，则会耗散精气，丧失人之真阳元气，使得肾疲劳，人也会早衰。

话说回来，房劳危害大，可房劳是如何造成的呢？表面上看，房劳是因为男女双方交合过度所致。事实上，这只是其中一个方面。古代早就对房事中应该极力避讳的事情有所研究，在孙思邈看来：“凡新沐、运行及疲，饱食、醉酒、大喜、大悲、男女热病未愈、女子月血、新产者，皆不可合阴阳。”由此可见，性生活大有讲究，不可随心所欲，更不可以纵欲过度，以免造成肾疲劳而影响健康。

要避免房劳而伤肾伤身，就要“禁欲”，也就是要抑制住强烈的性欲，科学合理地安排性生活，以便更好地促进男女双方的感情。孙思邈曾经为夫妻同房做过合理规划：“人年二十者，四日一泄；三十者，八日一泄；四十者，十六日一泄；五十者，二十日一泄；六十年者，闭精勿泄，若体力犹壮者，一月一泄。”孙思邈的这一套理论仅供参考，对于个人的性生活安排应该根据自身情况而定，以第二天不感觉疲倦为度。

健康和谐的性生活，是维系婚姻关系最柔韧的纽带，是保证双方身体健康的重要途径。肾者，水火之宅也，是说肾是人体水火的发源地，是生命的基础。所以，养生首先要养肾，而肾藏精，精是生命之源。性生活要适度，才能精盈气盛，身健病少；如果纵欲过度，就会造成肾精亏损，出现腰痛、头晕目眩等肾虚症状。因此，夫妻之间的性生活，应该根据两个人的身心状态，摸索出最适合自己的规律和方式进行。既愉悦身心，又保护肾脏功能。

秦医师告诉你 合理安排性生活，益肾固精

古人云，食色，性也。但夫妻之间的房事不可过度，应取中庸之道，做到保养精气、节而不淫。

醉酒行房要不得

酒醉之后情感上的“宣泄”看似逍遥、潇洒，殊不知它的危害性相当大。《黄帝内经》中有云：“以酒为浆，以妄为常，醉以入房，欲竭其精，不知持满，不时御神，务快其心，逆于生乐，起居无节，故半百而衰也。”简言之，醉酒之时最容易耗损肾精。原因很简单，酒精入肝，人的情志兴奋不受控制，肝主泄，故而泄精，所以酒后纵欲之人往往感觉疲惫不堪。

情志适宜好入房

中医认为，五脏功能与七情的变化有着密不可分的关系，所以情绪的变化会影响性生活的质量，其中“恐”最明显。古有云“恐伤肾”，故人在这样的心情下进行性生活会加重肾精的亏损，久而久之便会房劳。另外，疲惫之人也不宜行房事，因为人在过度疲劳时五脏也会很“受伤”，若此时再行房，只能使五脏累上加累，肾脏也会受到进一步损伤。

性生活安排得当，促进感情

行房事的时间不宜在早上，以晚上9:00～10:00为最佳时间，因为此时段心情最愉悦。

另外，春季最适合进行性生活，因为此时人的生殖机能高，性欲相对也会高涨，若进行性生活则更利于人体气血通畅。而夏季身体消耗本就高，房事应适当减少；秋季万物收敛，房事也应该尽可能少些，以养精蓄锐；冬季则不适宜进行性生活，而应该保养肾阳，避免耗伤精血。

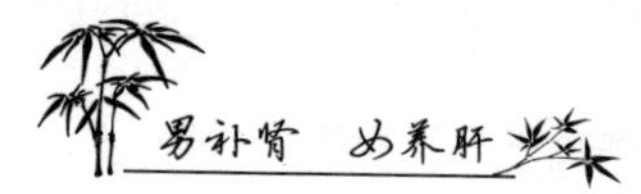

用浓茶解酒，伤肾不浅

俗话说，无酒不成席。新朋好友聚一聚，“感情深一口闷”；谈生意陪客户吃饭，应酬喝酒在所难免。酒足饭饱或酒醉之后，很多人都习惯喝茶解酒，尤其爱喝浓茶。

32岁的陆先生是一家公司的项目经理，酒量过人，每逢年底应酬客户时他从不缺席，而且一定是“种子选手”。这天中午陆先生也不例外，陪客户喝完红酒喝白酒，喝完白酒喝啤酒，终于喝得差不多了，一位同事让服务员泡来一壶好茶，希望能让陆先生解解酒。几杯浓茶下肚，陆先生确实感觉好了一些，可是就在回家的路上，他突然胸口发闷、心跳加快，腿脚也有点坠重。这才赶到医院检查，经我查看，陆先生有以下问题：双腿水肿、胸闷心悸等，这明显是肾脏与心脏出现了严重的不良反应。看到这里，你是否有这样的疑问：喝酒时多排尿才会不容易酒醉，浓茶的利尿功效那么强，为什么反而不能用来解酒呢？

茶确实算是一种健康饮品，纯天然且无公害，但若用来解酒恐怕就成一味毒药了，对肾的损伤最大。从中医角度看，酒与茶是相克的，正如《本草纲目》中记载的“酒后饮茶伤肾”。

首先，有酒就有酒精，酒精必须通过消化道，之后由血液运送到肝脏，肝脏将其氧化成乙醛，再氧化成水与二氧化碳，最终排出体外。茶中的咖啡碱具有利尿作用，但喝酒或酒醉后大量喝茶必定会使还没来得及被分解的乙醛过早通过肾脏，而乙醛对肾脏有毒性，所以必定给肾脏产生不断的刺激，从而使肾脏受损。

另外，茶叶含氟，浓茶中的含氟量更高。肾脏是氟的主要代谢器官，若大量饮浓茶，过量的氟就会超出肾脏的排泄能力，导致氟滞留于体内，使肾小球和肾小管细胞严重受损，给肾功能带来伤害。这其实就是一种叫做“茶叶型氟中毒”的病症，现如今已非常普遍，常见症状有食欲不振、头晕头痛、全身乏力、记忆力减退等。可见，浓茶解酒不可行。

秦医师告诉你 合理安排性生活，益肾固精

古人云，食色，性也。但夫妻之间的房事不可过度，应取中庸之道，做到保养精气、节而不淫。

醉酒行房要不得

酒醉之后情感上的“宣泄”看似逍遥、潇洒，殊不知它的危害性相当大。《黄帝内经》中有云：“以酒为浆，以妄为常，醉以入房，欲竭其精，不知持满，不时御神，务快其心，逆于生乐，起居无节，故半百而衰也。”简言之，醉酒之时最容易耗损肾精。原因很简单，酒精入肝，人的情志兴奋不受控制，肝主泄，故而泄精，所以酒后纵欲之人往往感觉疲惫不堪。

情志适宜好入房

中医认为，五脏功能与七情的变化有着密不可分的关系，所以情绪的变化会影响性生活的质量，其中“恐”最明显。古有云“恐伤肾”，故人在这样的心情下进行性生活会加重肾精的亏损，久而久之便会房劳。另外，疲惫之人也不宜行房事，因为人在过度疲劳时五脏也会很“受伤”，若此时再行房，只能使五脏累上加累，肾脏也会受到进一步损伤。

性生活安排得当，促进感情

行房事的时间不宜在早上，以晚上9:00～10:00为最佳时间，因为此时段心情最愉悦。

另外，春季最适合进行性生活，因为此时人的生殖机能高，性欲相对也会高涨，若进行性生活则更利于人体气血通畅。而夏季身体消耗本就高，房事应适当减少；秋季万物收敛，房事也应该尽可能少些，以养精蓄锐；冬季则不适宜进行性生活，而应该保养肾阳，避免耗伤精血。

用浓茶解酒，伤肾不浅

俗话说，无酒不成席。新朋好友聚一聚，“感情深一口闷”；谈生意陪客户吃饭，应酬喝酒在所难免。酒足饭饱或酒醉之后，很多人都习惯喝茶解酒，尤其爱喝浓茶。

32岁的陆先生是一家公司的项目经理，酒量过人，每逢年底应酬客户时他从不缺席，而且一定是“种子选手”。这天中午陆先生也不例外，陪客户喝完红酒喝白酒，喝完白酒喝啤酒，终于喝得差不多了，一位同事让服务员泡来一壶好茶，希望能让陆先生解解酒。几杯浓茶下肚，陆先生确实感觉好了一些，可是就在回家的路上，他突然胸口发闷、心跳加快，腿脚也有点坠重。这才赶到医院检查，经我查看，陆先生有以下问题：双腿水肿、胸闷心悸等，这明显是肾脏与心脏出现了严重的不良反应。看到这里，你是否有这样的疑问：喝酒时多排尿才会不容易酒醉，浓茶的利尿功效那么强，为什么反而不能用来解酒呢？

茶确实算是一种健康饮品，纯天然且无公害，但若用来解酒恐怕就成一味毒药了，对肾的损伤最大。从中医角度看，酒与茶是相克的，正如《本草纲目》中记载的“酒后饮茶伤肾”。

首先，有酒就有酒精，酒精必须通过消化道，之后由血液运送到肝脏，肝脏将其氧化成乙醛，再氧化成水与二氧化碳，最终排出体外。茶中的咖啡碱具有利尿作用，但喝酒或酒醉后大量喝茶必定会使还没来得及被分解的乙醛过早通过肾脏，而乙醛对肾脏有毒性，所以必定给肾脏产生不断的刺激，从而使肾脏受损。

另外，茶叶含氟，浓茶中的含氟量更高。肾脏是氟的主要代谢器官，若大量饮浓茶，过量的氟就会超出肾脏的排泄能力，导致氟滞留于体内，使肾小球和肾小管细胞严重受损，给肾功能带来伤害。这其实就是一种叫做“茶叶型氟中毒”的病症，现如今已非常普遍，常见症状有食欲不振、头晕头痛、全身乏力、记忆力减退等。可见，浓茶解酒不可行。

秦医师告诉你 行之有效的居家解酒方

酒乃中国人的待客之道，有朋自远方来，酒是餐桌上的必备品；逢年过节家家户户的餐桌上也少不了它的身影。男人喝酒时好汉一条，酒醉后却难受无比。酒醉之后头晕头痛、胸闷气短、恶心呕吐等“齐聚一堂”，确实令人难受。那么，有什么好的办法可以及时解酒吗？

食疗解酒方

轻度酒醉者喝杯富含果糖的饮品即可，例如蜂蜜水、柠檬水以及鲜榨水果汁（西瓜汁、梨汁等）。甚至喝1小杯醋或米汤都可以醒酒。

稍微严重点的酒醉者可用10克葛花煎水，代茶饮；也可用50克绿豆与10克甘草煎水，代茶频饮。

按摩解酒法

●按摩鱼际、内关穴

操作者一手拇指点按醉酒者右侧的鱼际穴（在手掌的大拇指根部），另一手拇指点按醉酒者左侧的内关穴（在手臂内侧，腕横纹正中上2寸）。两手同时点按1分钟左右，力度以感觉酸胀为宜。此法有利于缓解醉酒后的头晕、头痛等不适，内关穴还有利于调整心律。

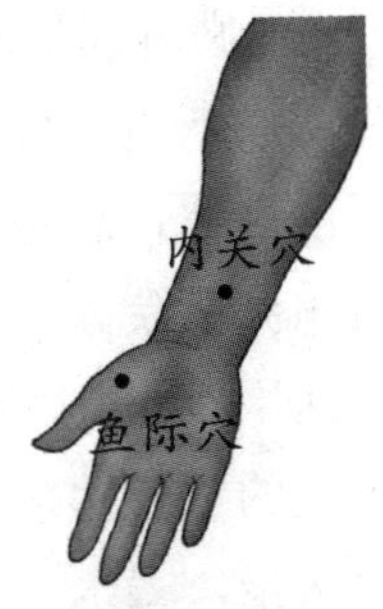

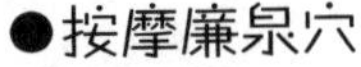
●按摩廉泉穴

醉酒者俯卧，头低位、前伸，操作者一手中指按压醉酒者的廉泉穴（喉结上方，舌骨体上缘的中点处），力度可稍重些，时间自行把握。此法有利于刺激喉头黏膜，催吐效果显著。

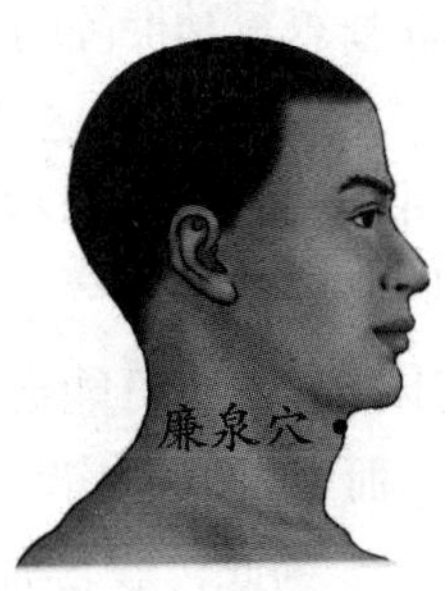

有尿不排，肾病不请自来

人到世间走一遭总会遇到点稀奇事，憋尿不知道算不算奇人怪事？以下这些场景，你是否见过或者亲身经历过，又或者似曾相识？场景一：一到公办室就开始忙忙碌碌，不停地干着手头上的工作，刚站起来又坐下了，上个厕所都得“一拖再拖”。场景二：看电视或电影、玩电脑时专心致志、兴致正浓，上厕所根本顾不上，好不容易看完了或玩够了，急匆匆地冲进厕所，舒坦地走出来继续玩乐。场景三：南方的冬天晚上显得格外冷，严严实实地裹在被窝里多舒服，死活不愿哆哆嗦嗦地上厕所，憋到天亮再说。场景四：长途旅行或遇上堵车，突然尿急，没辙，只能痛苦地忍着……

憋尿，在医学上称为“强制性尿液滞留”。尿液里含有细菌和有毒物质，若长时间憋尿就会使膀胱内的尿液越积越多，最终引发膀胱炎、尿道炎、尿血、尿路感染等不适，尿路感染一旦向上蔓延就会殃及肾脏，引起肾盂肾炎，甚至影响肾功能。

前一段时间我接诊了一位40岁的王先生，他是一家公司的客户经理，每天都守在电话机旁接听客户的电话，长期久坐，加上没时间喝水，王先生也养成了憋尿的习惯，总是要等到“熬不住”的时候才去厕所，结果王先生因为发现自己尿血来到医院。除了尿血，王先生近期总是憋不住尿，有的时候甚至会漏尿，还有一两次不小心“尿裤子”，另外他的情绪总是非常低落，无缘无故就会发呆。王先生的症状明显看出是肾出问题了，通过一系列详细检查，最终确诊：王先生因为久坐、喝水少、长时间憋尿导致肾虚。若不趁早治疗，病情会更严重，很有可能导致肾功能障碍，甚至不育。

中医认为，肾与膀胱相表里，长时间憋尿必定会因膀胱炎而损伤肾功能，引起一系列与肾相关的病症，如遗尿、性功能障碍等。另外，肾乃先天之本，长期憋尿伤及肾气之后，全身都会跟着遭殃。比如憋尿会使交感神经兴奋，导致血压升高，有可能会引起出血性脑卒中；憋尿还会使心率增快，心肌耗氧量增加，从而引发冠心病、心绞痛或心肌梗死等。

为此，我特别提醒大家：工作再忙也不要忘了多喝水、及时如厕。

秦医师告诉你 憋尿之后怎么办才好？

有尿意别忍着，如果你实在担心自己出门后因为某些客观因素不得不憋尿，不妨每次出门前先解小便。如果你在学习、工作或开会，也应该腾出时间，让自己好好上个厕所。足球运动员或篮球运动员，因为比赛时间太长，都得有个中场时间休息休息，你也应该利用中场休息时间借机上个厕所。

但意外总会存在。若是你一不小心“忘”了上厕所，不得不憋尿，只能忍住。但是憋尿之后除了尽快排空膀胱之外，为了你的健康，以下几件事情你非做不可。

●大量补充水分

大量补充水分，强迫自己多上几趟厕所，冲洗冲洗膀胱，免得因为憋尿导致膀胱内细菌滋生。

●按摩小腹

长期憋尿会导致小腹胀痛、排尿不畅，为了缓解或避免这些不适，可以用手掌轻轻抚摩自己的小腹。抚摩时可单手，也可双手重叠；按摩方向可以先顺时针再逆时针；手法不宜太重，按摩时间以感觉小腹部发热为宜。

●小腹热敷

长期憋尿会引发前列腺增生，进而导致尿频、尿急等，可在小腹部热敷中药。具体做法如下：取小茴香子300克，香附、干姜各200克，然后将它们一起放入锅中炒热，马上装入布袋中，合上布袋，待温度降至40～45℃时放在自己的小腹上，每天热敷3次，每次30分钟左右即可。

●睡醒后不宜马上如厕

如果你是因为冬天太冷宁愿憋尿一夜，为了避免出现排尿性晕厥，睡醒后应先坐起来，然后在床边小坐一会儿，再慢慢站起来上厕所，切不可马上起身上厕所。

过咸饮食，久吃伤肾

“开门七件事，柴米油盐酱醋茶”，生活就是那么离不开盐，一盘菜里若是忘了放盐，淡而无味，难以下咽。然而“一咸三分味”“一咸遮百味”，咸味自古就被列为五味之首，咸味食物在我们的日常生活中占据着主导作用。

事实上，咸入肾，咸味的食物或药物往往对肾有一定的保健作用。就连中医用药方面也会为了增强补肾功效而用盐水炮制，例如知母、黄柏、杜仲、巴戟天等用于补肾时多半会用盐水炮制而成。

说到这里，大家可能会有疑问：为什么是咸味入肾，而不是其他的味入肾呢？其实这与肾的功能、咸味的作用有着密切关联。中医认为，“肾主水”，肾具有调节全身水液代谢的作用，这一作用的正常发挥得依靠咸味食物，因为咸味食物能调节人体细胞和血液渗透压的平衡，并帮助水液代谢。可见，肾功能依靠咸味食物发挥作用，咸味食物也借助肾有了用武之地。

咸味食物在一定程度上可以补肾，但这并不意味着咸味越多越补肾。过犹不及！吃得太咸或吃的咸味食物越多，人体吸收的盐分就越多，肾脏血液将不能维持正常流量，从而损害肾脏健康，诱发肾病。另外，肾属水，心属火，饮食过咸多半会导致肾气盛，根据“水克火”的原理，过咸饮食只会“伤肾又伤心”。

咸和肾就好比一对两情相悦的夫妻，“嗜欲不同，各有所通”，咸喜欢肾，肾偏好咸，但他们的关系只容许“一夫一妻”，决不允许“一夫多妻”或“一妻多夫”。正所谓“久而增气，物化之常也；气增而久，夭之由也”，咸味固然可以帮助增强所喜欢的肾脏的功能，但长期吃得太咸，则会使肾脏功能失调，危及生命。

45岁的刘先生是一家软件公司的程序员，经常需要熬夜编程序，熬夜时他就爱吃点榨菜，这样感觉自己的嘴里有味，否则就容易打瞌睡。熬夜之后又特别喜欢吃口味咸一点的菜，这样感觉特别带劲，否则容易感觉全身无力、精神也不好。一直以来，刘先生感觉疲惫不堪，但活还得干，事还得做。久而久之，终于有一天他感觉自己水肿得厉害，连手都有点肿，操作电脑非常吃力。没办法，为了工作，他只好上医院来检查，希望能尽快恢复正常，重新开始“玩命”地工作。他讲完自己的工作状况后，我忍不住问道：“你平时就爱吃咸的吗？不能控制一下过咸饮食吗？”刘先生解释道：“习惯了，改不了。”刘先生的水肿症状是比较严重的，已经波及双手。此外，刘先生还觉得最近总是全身乏力、不思饮食、头晕头痛，小便也有点吃力，有一两次好像小便里带有血丝。鉴于刘先生口述的一些典型症状，并经过一些详细检查，最终确诊是急性肾炎。刘先生再晚来一步，肾炎症状会进一步恶化。

我们知道，肾脏位于人体下部，咸味容易沉降，故容易进入肾脏。一旦咸味食物吃得过多，人的精力就会不足，性功能也会跟着下降，连腰都会变得酸疼无力，这些明显就是肾虚的表现，肾脏功能明显会被大大削弱。

中医认为，肾主水液。日常生活中，我们饮食中的盐分大部分都是通过肾脏代谢出去的。若是摄入的盐分过多，肾脏的负担势必会加重。另外，盐中的含钠量较高，特别不利于人体水分的排出，一旦水分排不出去，人体的肾脏就会感到有沉重的负担，从而导致水肿等一系列问题出现，严重的话还会导致肾脏功能减退，引起肾虚，并造成性功能障碍等严重后果。

除此之外，饮食过咸还会使心脏超负荷，引发高血压。一般人体血液总量为4000毫升左右，一旦吃得盐过多，血液中的盐分就会提高，为了平衡盐的比例，人体内的水分就会渗进血液里，原本的血液总量就会增多，血液量一多起来，心脏就会承受不了负荷，也就会对血管壁产生冲击，最终导致高血压。

另外，咸入血，人们饮食之所以要咸，除了满足口欲之外，还因为咸味具有软坚作用，有利于稀释人体血液并改善血液循环，从而对血热、血稠、血液循环不畅等引发的疾病有显著疗效。但是物极必反，咸味食物一旦摄入过多，就会使血脉凝滞不通，阻碍血液的正常循环，所以血液病患者一般饮食要求清淡些，而且手术、事故中出血过多者通常也会禁止吃得太咸。再者，摄入咸味过多还会导致骨伤，引发双腿无力、发麻等不适。

吃得太咸会严重损害身体健康，尤其对肾的影响极大，但盐又是生活中不可或缺的食物之一，所以我们不可以没有盐，但完全可以好好控制盐的摄入，让健康相伴左右，让肾脏没有负担。

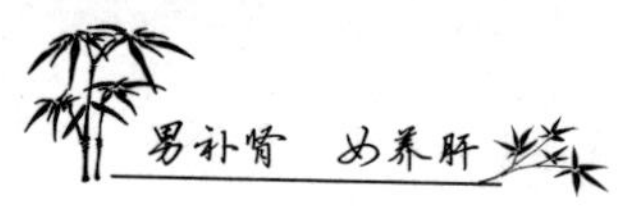

秦医师告诉你 减轻肾负担，控制盐摄取

其实，像刘先生这样喜欢吃咸食的人，在我们身边并不稀奇。隆冬腊月，南方人喜欢腌制腊肉、咸鸭、咸肉、咸鱼等年货；北方人一贯口味重，喜欢吃咸菜、炸酱面，做菜时总爱多放盐和酱油，甚至每个菜都搁点大酱。咸味食物固然好吃，但吃得太咸，毕竟会伤肾、伤身，满足一时的嘴瘾，却要付出损害健康、丢掉性命的代价，实在有点得不偿失。

过咸饮食实际上就是人体摄入盐分过多，这里涉及到两种东西，一是盐的摄取多，二是海味吃得太多。说白了，前者也好，后者也罢，都是盐分摄入太多的问题。

目前我国普遍存在食用盐过量的问题，调查研究也显示我国居民从南到北所食用的盐日平均量达到15～25克，但世界卫生组织早就将健康成年人每日盐的摄入量规定为低于6克，5克最为适宜。这个量相当于一啤酒瓶瓶盖的盐量，而且这个盐的范畴还包括酱油、味精、鸡精等调味品。平时做菜时应该根据人口数量合理放盐及其他调味料。

另外，很多人喜欢吃海鲜，但事实上大多数海产品都是咸味的，例如海带、海蜇、墨鱼、虾以及各种海鱼等。若适量吃一些可以补肾，但这些食物不光含盐量高，且属性基本大寒，若经常食用或食用量过多，则会严重伤肾。日常生活中不光要适可而止，还得搭配着其他热性或温性的食物一块吃。

几十年的饮食习惯确实比较难改，但是为了身体健康，该牺牲的还得牺牲，该放弃的还得放弃。如果你实在忍不住想要吃点咸味食物，一定要点到为止，别忘形地吃。而且吃腌制品时最好搭配些菌类食物，可减少人体对腌制食物中有害物质的吸收。吃了太多咸味食物后请记得多喝水，也要多吃点清淡的蔬菜与水果，帮助冲淡尿液，让尿液快速排出，保护肾脏。

如果你经常吃咸味食物，尤其是腌制食物，一定要记得定期查血压和肾功能，早发现异常，才能早治疗。

乱用药物，伤肾于无形

人吃五谷杂粮，生个小病、有个小灾在所难免，吃药打针是无法避免的。古有“九折臂而成医”者，现有“久病成医”者的说法。现实生活中确实有不少人长期生病，不断地看病、吃药、打针，加上翻了相关的医学书籍，自认为对自己的病情十分了解，于是开始自己开药方。我提醒有类似情况的读者朋友，医学毕竟是一门博大精深的科学，你对自己的病情最多算是懂点皮毛，千万不能胡乱用药。更不能为与自己有着同样病症的人开方，因个体之间的差异，即使同样的疾病，也未必能用同样的药。

肾脏是人体重要的代谢器官之一，不仅负责尿液的生成与排泄，还担负着调节人体内环境稳定的重要职责。但是肾脏本身非常“娇嫩”，而大多数药物都是需要肾脏来完成代谢作用的，若是长期大量服用或乱服药物，极易破坏肾脏的正常功能。例如尿液中药物浓度会升高，从而直接给肾小管细胞造成毒性反应；有些药物还会使肾脏血管收缩而致肾脏缺血，给肾脏造成损害。

小李的父亲得了感冒，打喷嚏，流鼻涕，还稍微有点发烧。小李很担心，但因为要着急上班，他没带父亲去看病，只是去附近的药店买了些感冒药和消炎药，父亲吃了两天药，感冒症状改善了不少，却总是觉得恶心，食欲也变得很差，刚开始父子俩都没在意。又过了两天，小李的父亲竟然意外地发现自己的尿液发红。小李很着急，赶紧送父亲上医院。经过详细检查，我发现这位老先生的肾功能严重受损，需要长期对肾脏进行调养、治疗。

小小的感冒治疗起来本来会很轻松，但很多人擅自用药，结果往往适得其反。还有一些人总是觉得“看病难、看病贵”，就喜欢自己买些药吃，家里都快成“药匣子”了。事实上，长期乱用药，一旦吃错了药或药的剂量不对，肾就会受到损伤。而肾病早期往往是悄无声息的，大部分人都会忽视，如果病情恶化，后果就不堪设想了。

秦医师告诉你 哪些药物最伤肾

俗话说："是药三分毒。"乱用药物的话会产生很多废物和毒素，对肾脏产生极大的危害，这就是所谓的药物性肾损害。它特指肾脏对治疗剂量药物的不良反应，也会对药物过量或不合理应用而产生毒性反应。那么，到底哪些药物最伤肾呢？

抗生素最伤肾

◎**不良反应：**长期服用或使用过量抗生素都会给肾脏造成伤害，例如因抗生素过敏而导致急性过敏性间质性肾炎，产生皮肤红疹、瘙痒、脓疱、紫癜等不适反应。

◎**具体药物：**①肾毒性大的抗生素：二性霉素B、新霉素、先锋霉素Ⅱ；②中度肾毒性抗生素：氨基糖苷类抗生素（庆大霉素、卡那霉素、丁胺卡那霉素、妥布霉素、链霉素）、多黏菌素、万古霉素、四环霉素、磺胺类；③肾毒性较小的抗生素：青霉素G、新青霉素I、新青霉素Ⅱ、氨苄青霉素、羧苄青霉素、先锋霉素Ⅲ、先锋霉素Ⅴ、先锋霉素Ⅵ、土霉素、利福平等。

◎**特别提示：**药物相关间质性肾炎是由药物引起的肾损害中最常见的疾病，有急慢性之分。有报道表明这种病症是导致急性肾衰竭最常见的原因。

降压药伤肾

◎**不良反应：**高血压属于常见病、多发病，患者一般需要长期服药，且多半需要多种降压药联合治疗。降压药几乎都是通过扩张肾脏的血管发挥降压效果，但这又会对肾脏血流量本身就不足的患者加重肾脏缺血的情况，从而引发肾功能损伤。另外，降压药中大多含有利尿剂，这会导致肾脏缺血、低钾血症等，对肾脏同样有害。

◎**具体药物：**洛汀新、蒙诺以及科素亚、代文、双氢克尿噻、呋塞米等。

镇痛类药物伤肾

◎**不良反应：**长期服用或大量服用镇痛类药物，会出现全身乏力、口干舌燥、食欲缺乏、尿频、尿急、尿痛等不适，甚至会引起肾功能衰竭、肾炎、肾小球坏死等严重并发症。

◎**具体药物：**阿司匹林（乙酸水杨酸）、非那西丁、布洛芬、芬必得、保泰松、消炎痛、炎痛喜康等。

◎**特别提示：**一般认为长期服用解热镇痛剂，非那西丁累积量超过5千克、阿司匹林超过8千克，就会发生肾损害。但也存在个体差异，对解热镇痛药比较敏感者，在未达到上述剂量时即可致肾毒性损害。

过量服用中草药伤肾

◎**不良反应：**有些中草药因服用超量或在禁忌情况下应用，可对肝、肾及消化道等脏器产生损害。

◎**具体药物：**雷公藤、木通、牵牛子、苍耳子、罂粟壳、生草乌、使君子、青木香、广防己、巴豆、山慈姑、胖大海、天花粉、益母草等。

◎**特别提示：**雷公藤为祛风湿药，木通为利尿药，益母草为活血止血药，但过量服用可导致急性肾功能衰竭；大黄为泻下药，但长期服用会导致高钾血症等。

壮阳药非补肾反伤肾

◎**不良反应：**长期大量服用壮阳药，会加重阳痿、肾虚症状，并会引发头晕、青光眼、心血管疾病等。

◎**特别提示：**性功能正常的男人最好不要滥用壮阳药，有性功能障碍的男人最好找出问题的根本所在，进行对症治疗。

自我养生保健虽然很热门，但乱吃药、乱治病，恐怕就会危害健康与生命，所以我们要坚决杜绝乱吃药的现象。

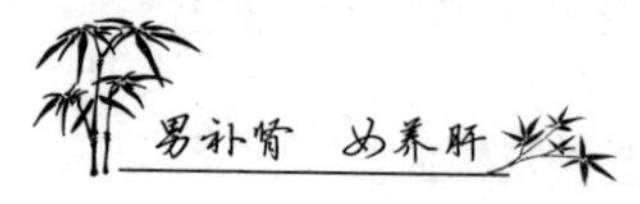

过量饮酒伤肝脏，女人应远离酒

酒就像一把刀，好刀要用在刀刃上，言外之意即为酒喝得好便是“良药”，喝得不好变成“毒药”。酒何以见得好呢？李时珍《本草纲目》中有云：“面曲之酒，少饮则和血行气，壮神御寒。”可见，适量饮酒可以帮助人们疏通血脉、舒筋活络、驱除寒湿等。就连唐代诗仙李白都“斗酒诗百篇”，喝酒也能如此诗情画意。现代人也崇尚酒文化，喜事丧事都得办一场酒席，高兴还是忧愁都得喝口酒，还有人讲究无酒不成事，商业应酬里无酒不欢。

的确，适量饮酒对人体健康有利，但是过量饮酒的话恐怕就会伤身了。东晋张湛曾在《养生要集》里提出：“酒者，能益人，亦能损人，节其分剂而饮之，宣和百脉，消邪却冷也，若升量转久，饮之失度，体气变弱，精神侵昏。”古时已有过量饮酒对身心有害的觉悟，现在的我们还在可劲地“对酒当歌”或使劲喝闷酒吗？

过量饮酒对五脏六腑都会造成极大的伤害，其中肝脏所受的伤最大。据统计，现在每年大约有30万人因酒精性脂肪肝而丧命，而且越来越多的年轻人患有脂肪肝和酒精肝，爱喝酒或长期过量饮酒的女性患肝脏疾病的概率也在逐年上升。

陈女士，26岁，舞蹈演员。陈女士每次上舞台表演前总是习惯喝一口酒壮胆，慢慢地，酒量练出来了，酒瘾也上来了，现在的她每顿饭前都要喝些酒，甚至练舞时都会拿酒当饮料喝。久而久之，她发现自己面黄肌瘦、手脚经常发麻、胸口闷、食欲差、腹部总是会无缘无故疼，上医院检查结果显示“轻度肝硬化”。

众所周知，喝酒伤肝。但你知道这是为什么吗？酒含有酒精，酒精本身有毒，一旦进入人体就会快速进入血液中，随着血液最先达到肝脏，而肝主疏泄，肝脏负责对酒精的解毒、排毒。但人体若摄入过量的酒精，肝脏的疏泄功能就会受到影响，肝脏的负担会越来越重，导致酒精性脂肪肝，甚至会转化为肝硬化或肝癌。故酒不可多喝，女人更应远离酒。

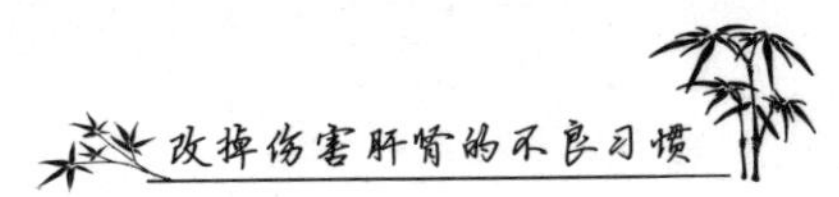

秦医师告诉你 喝酒的误区你知道吗

正常情况下每人每天摄入80克左右的酒精，十几年后一半以上的人都得患上肝硬化。为此，世界卫生组织对酒的安全饮用量给出明确标准："男性每天摄入酒精量不得超过20克，女性不得超过10克。"另外，肝病患者，无论男女都必须滴酒不沾。除此之外，不少人还存在一些喝酒的恶习或者认识误区。

空腹饮酒要不得

古语有言："空腹盛怒，切勿饮酒。"简言之，饮酒必佐佳肴。如果空腹饮酒，肠胃里没有任何食物，肝就会没有任何食物的保护，酒精会迅速被吸收，肝脏受伤会更深。饮酒前不妨吃些菜或水果，以防醉酒或肝受损。

饮酒时勿吸烟

男人饮酒时总好一口烟，爱喝酒又抽烟的女人也越来越多。饮酒本来就伤肝，加上烟对肝的损害作用，两者一起进行恐怕会让肝脏"雪上加霜"。香烟含有尼古丁，酒精在尼古丁的帮助下会有所减弱，喝酒之人会在不知不觉中增加饮酒量，进一步损伤肝脏。饮酒时别吸烟，以防酒精被尼古丁"麻醉"了。

酒别一口闷

酒桌上总能听到这样的话，"感情深，一口闷；感情浅，舔一舔。"干杯这两个字可不能随便说出口，动不动就干杯会让肝脏在短时间内代谢负担沉重，酒喝得越快，不知不觉之中也就会喝得越来越多，非常容易导致饮酒过量。古人有云"凡养生……饮必小咽，端直无戾"，可见正确的饮酒方法应该是轻酌慢饮。

久视耗伤肝血，科学用电脑才能美丽长久

中医认为，“肝开窍于目”，也就是说肝的经脉联系着目系。换言之，我们之所以能用眼睛视物多半是因为肝血的濡养作用，也因为肝气的疏泄作用。常言道，“目受血而能视”，意思就是肝的精血循着肝经向上到达双目，眼睛才得以发挥视觉功能，正所谓“肝气通于目，肝和则目能辨无色矣”。

日常生活中，看电视、看书、看电脑、看手机等都会消耗我们的肝血，如果我们长时间地盯着书、电脑、电视、手机等就会造成用眼过度，也就会使肝血消耗过度，也就是所谓的“久视伤血”。肝藏血，肝血充足则双目有神、视物清晰；若肝血消耗过度，则肝血不足，就会出现两眼干涩、两眼昏花、视物模糊或夜盲等不适。

李女士，28岁，某图书公司的文字编辑。她一走进我的诊疗室，开口就要我给她开点眼药水用。我镇定地问道：“你为什么要用眼药水呢？”李女士娓娓道来，原来她素来爱用电脑搜索资料，白天在公司经常对着电脑编辑文字或校改文字，晚上回到家后仍然泡在网上搜索各种资料。大致估算了一下，李女士每天大概12个小时都是在电脑前度过的，就连晚上临睡前都得拿着手机看看新闻或者小说之类的文字信息。这两天李女士的眼睛干涩难耐，偶儿还会视物不清，严重影响工作与生活，于是到医院想买几瓶眼药水滴。了解了她的情况，我告诉她：“你的问题根本用不着药物，只要尽量减少用眼的时间就行了。”果不其然，2个月后李女士的眼睛不适很快就得到了改善。

其实，现在的白领们几乎都是和电脑打交道，每天上午9点开始，直至中午12点之后才算可以休息一下眼睛，下午又得重复上午的动作，眼睛几乎不离电脑，久视成了她们的工作需要，久而久之，眼睛干涩或视物模糊已经成为普遍问题，这明显伤了肝，最终还有可能“积劳成疾”。为了保护双眼、保护肝、守护健康，我们一定要避免久视，若是必须久视也要懂得让眼睛适度休息一下。

秦医师告诉你 缓解眼疲劳的方法

久视会令双眼受损，还会给肝脏带来一定伤害，甚至连颈椎、腰椎都会受到连累，所以平日生活里视物一段时间后一定要记得让眼睛休息休息，或者给眼睛做做保护操，让双眼舒服地过好每一天。

眼睛保健操

经常做做眼睛保健操，疏通眼睛周围的经脉，活血行气，从而缓解眼睛疲劳，让眼睛视物更清晰。具体操作如下：

1.揉按睛明、攒竹、太阳、四白穴等：端坐，双手食指指腹按揉睛明穴30次，再用双手食指指端按揉攒竹穴3次，两手食指指腹按揉太阳穴，直至感觉酸胀后继续按揉30次，最后用双手食指指端用力按揉四白穴，至感觉酸胀为宜。

2.转动眼球：端坐，双目凝视前方，眼球先顺时针方向旋转30次，然后向前凝视，再逆时针方向旋转10次，又向前凝视一会儿，最后闭目养神，放松。

3.刮眼眶：端坐，双手握空拳，食指弯曲，以指内侧紧贴眼眶，由内向外刮拭，至上下眼眶均感觉酸胀为宜。

眨眼睛运动

眨眼睛就是眼睛一开一合有规律地运动。眨眼睛本来就是一种不由自主的动作，它有利于湿润眼球，使视网膜与眼肌得到暂时的休息，所以大家不妨忙里偷闲有意识地眨眨眼睛。

工作时间眼睛适当休息

眼科专家建议，长时间使用电脑或看电视等，应该每隔2小时休息一下眼睛，休息时间以15分钟左右为宜。

不吃早饭最伤肝，早餐越吃越漂亮

王女士，一家动漫公司的软件设计师，工作节奏特别快，经常早出晚归，有时甚至加班熬夜到天亮，所以她经常不吃早饭。家人都劝她，她总是无所谓地说："我从上学时就一直不吃早饭，我的身体好好的，没有什么大问题，别担心。"终于有一天，王女士突然感觉自己身体很不舒服，接连出现胸闷气短、神经衰弱、失眠健忘等不适。家人都觉得她是因为没吃早饭才会这样难受，可王女士偏偏不信这个邪："不吃早饭应该会使胃不舒服，怎么会让我变成这样呢？肯定是没睡好引起的。"王女士没在意自身的不适，继续玩命地工作，结果不舒服的感觉越来越强烈，最终只好上医院检查，检查结果证实：王女士没按时吃早饭，最终导致肝胆受损而引起这些不适。

其实，诸如王女士不吃早饭的大有人在，我经常看见有人为了赶时间上班早晨匆忙地奔向公交车，肚子却空空如也；我还经常听说谁又在通宵加班，早饭也没什么胃口吃。也许十几年你的身体没什么大毛病，但不吃早饭始终在冥冥之中影响着你的健康，损害着肝的健康，对身体是非常不利的。中医认为"肝主升发"，早晨是肝气最旺盛的时候，也是人最有活力的时候，若是不吃早餐，肝气升发会得不到充足气血的支持，最后会导致肝气不足而引发一系列虚弱之证，如失眠多梦、胸闷气短、月经失调等不适。如果一旦肝气到达衰竭的状态，就算华佗在世恐怕也难以"回天"。为了肝胆的健康，请一定要按时吃早餐，吃早餐的最佳时间应该是早上的7：00～9：00。

秦医师告诉你 早餐吃什么好

中医认为，早餐宜热食，这样才可以保护胃气与肝气。所以，早餐应该吃一些热粥、热燕麦片、热羊乳、热豆浆、热芝麻糊、山药粥等。

乱吃零食对肝无益，窈窕美女需提高警惕

民以食为天，吃对人们来说是至关重要的，但不可乱吃，尤其是零食更不是随随便便就可以入嘴下肚的。首先，零食中高热量、高脂肪类的食物居多，其中蜜饯、巧克力、葵花子等就属于这一类，吃多了不仅会发胖，还会导致心血管疾病；其次，很多零食中都加入了添加剂或防腐剂，肝主疏泄，这类零食中的有害成分首先就会进入肝脏分解，而造成肝脏负担过重，从而引发肝脏疾病甚至全身性疾病，对人体健康有害。

薛女士，26岁，一家电商的网上客服人员，平日工作要求比较低，只要不耽误工作，吃点东西或者玩玩游戏都是允许的，所以薛女士一直保留着爱吃零嘴的习惯，没事就爱嗑嗑瓜子、吃吃糖果、嚼嚼口香糖等，连回到家都愿意边看电视边吃零食，要不她就会觉得嘴甚至全身难受。薛女士一直是大学班级里的班花，苗条身材，脸色也是白皙红润的，很招男同学仰慕，也是不少女同学嫉妒的对象。谁知道，一晃几年过去了，薛女士不再貌美如花，连身材都走样了，现在薛女士更是为脂肪肝而发愁。

薛女士之所以患有脂肪肝，完全归功于油腻零食，它们的脂肪含量严重超标，肝脏一旦摄入过多，就会使肝脏承受过重的负担，最终诱发脂肪肝，若处理不当或治疗不及时，很有可能会引发肝纤维化，甚至引发肝硬化或肝癌，后果不堪设想。

秦医师告诉你 哪些零食吃不得

大多数零食都会使人肥胖，甚至造成肝损伤，对肠胃也非常不利，故我专门为大家的零食设了防线，其中巧克力、糖果、葵花子、肉松、香肠、水果罐头、鱼罐头、烤肉等最好不吃或少吃。

久坐也伤肝，规律运动才能越活越美

高女士，28岁，一名室内设计公司的设计师，每天的工作压力特别大，心情也非常压抑，每天几乎都要坐在办公桌前画图纸9个多小时，之后还要和组员开会两三个小时，回到家还得修改图纸、翻翻资料，每天工作时间远远超过8小时，睡觉时间微乎其微，少之又少。近期，高女士终于有点受不了，她明显感觉肩膀酸痛、头昏脑涨，连双手都有点酸胀，情绪也变得很不好。她的这种情况严重影响了工作效率，即便休息也休息不好，实在太痛苦了。高女士明显是因为劳累引起的不适反应，这是久坐带来的麻烦。那么，久坐何以会造成这些不适呢？我当时给高女士的解决方案是不要坐太久，没事多站起来运动运动，首当其中的应该是养肝护肝。

也许你也像高女士一样困惑不解，好端端地和养肝有什么关系呢？现如今，久坐是城市生活的主旋律，走进办公室，大部分员工都是对着电脑，久坐一天。对着电脑本就很伤肝，若再长时间坐着，不起来活动，极易导致气血瘀滞，从而会导致人体出现多种不适。中医认为，气血是维持人体生命活动的基本物质，气血一旦失和或不畅，就有可能会引起多种疾病。正如《黄帝内经》中所言："血气不和，百病乃变化而生。"所以，我们坐着办公的时间一旦过长，就应当起来运动运动，以养肝护肝，从而增强肝的身体功能，补充肝血，促进肝主疏泄的作用。

有人也许还会抱怨道：办公室活儿那么多，根本没有时间锻炼或者运动。我们女性事情更多，白天上班，晚上还得回家操持家务，更没有时间运动护肝。其实，运动根本不是特定环境下的特定锻炼，你只需要利用一切可能性运动或锻炼即可，哪怕是多走几站路、多站起坐下几次、多走走喝几口水、多看看远处、多揉揉眼睛……都是我们力所能及的小运动，但你又能做到多少呢？换句话说，办公室一族不应该总是坐着，而应该适当站起来运动运动。

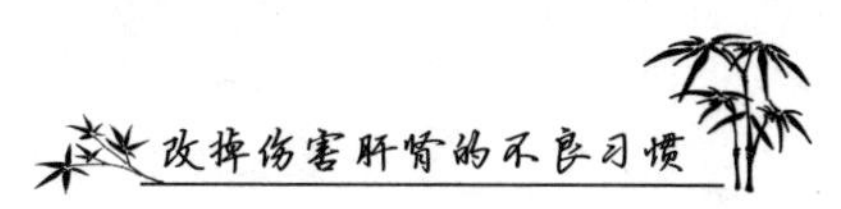

秦医师告诉你 久坐一族的调理方

办公室久坐一族的身体多为亚健康状态，这主要是因为久坐伤了肝，为此办公室一族应该经常动一动，以保证精气神，并养肝护肝。

运动改善法

◎**颈椎锻炼法：**站立，两腿分开，与肩同宽，双手侧平举；头部轻轻地向右侧倾斜，右耳放在右肩上，呼气，保持一会儿，再吐气，恢复站立姿势；头又轻轻地向左侧倾斜，呼气，保持一会儿，再吐气，又恢复到原先的站立姿势。反复多做几次，练习5分钟左右即可。经常练习这一动作，有利于预防颈椎病，并疏通气血循环以养肝护肝。

◎**肩膀运动法：**站立，屈肘，小臂置于身体前面，拳心相对；肩膀往前转圈，胸部向前扩张，大约做2分钟；肩膀再向后转圈，也坚持2分钟；放下两手臂，朝耳朵方向耸肩，头部尽可能地向上延伸，手臂尽可能地向下延伸，坚持2分钟左右。这一运动有利于全身的气血循行畅通无阻，保障肝血充盈、肝气顺畅，有利于保护肝脏，还可以进一步缓解肩周炎等不适。

食疗改善法

●普洱枸杞茶

取普洱茶适量，枸杞子10颗。将普洱茶、枸杞子一起放入杯中，然后倒入热水冲泡即可。经常饮用，有利于缓解眼疲劳，并疏肝解郁，起到养肝护肝之功效。

●菠菜粥

取菠菜150克，大米250克，盐适量。将菠菜洗净后入沸水中烫一下，切段；大米洗净后放入锅中，加水熬煮成粥，待粥将熟时放入菠菜段，稍煮，加盐调味即可。此方可补血养肝。

久行伤肝，爱逛街、爱游玩的女人适当歇歇脚

中医认为“久行伤筋”，换句话说，久行之后必定会使肌肉、骨骼、关节，甚至筋都会受到损害。现在不少年轻女性特别喜欢出去游玩或者逛街，走了一段路之后总会觉得大腿肌肉酸痛，有的时候脚后跟痛，更有的大腿筋疼痛。其实这就是久行伤筋的真实写照。

陈女士，23岁，平时特别爱逛街，曾经的最高纪录是一天一夜都在逛街，白天逛各大商场，晚上就去溜大马路。每天除了上班，其余时间就是在逛街，一到周末更是得疯狂得连续两天逛街。有一天，陈女士穿着高跟鞋逛了一个上午的街，下午又被朋友叫去游园，晚上还得去蹦迪、遛弯，连续两三天紧锣密鼓的“行”程，终于出现了脚踝疼痛、小腿肌肉酸胀、脚后跟肿痛，连脚皮都“起泡”了，大腿筋也疼痛难耐。大家可能都知道陈女士是因为久行导致伤筋动骨了，但这其实并不是根源所在。久行伤肝才是根本之根本，这是为什么呢？

肝藏血，行走是需要消耗气血的，久行的话气血消耗越多，肝就会受到损伤。另外，肝主筋，全身的筋膜都有赖于肝血的滋养，肝血充盛，筋力才会强健，久行的话只会耗损肝血而伤筋。为了避免伤筋伤肝，我们只能尽量避免久行，如果避免不了，那也得适当歇歇脚。

秦医师告诉你 久行之后的护理方法

若是脚起泡了，不宜用针刺破水泡，而应该用温热的盐水泡泡脚，并用浸湿的毛巾热敷水泡，也可将盐炒热后装在小布袋里，1天敷2次，水泡慢慢就会消掉。若是肌肉酸痛，可适当捏捏腿、捶捶腿，以缓解酸痛不适。若是脚后跟疼痛，则可以做做脚尖踮起再放下的运动。

第五章 把好入口关，吃出健康，养好肝肾

常言道，病从口入。所以养好肝肾的重中之重应该是把好入口关，吃有益肝肾的食物，拒绝伤肝损肾的食物。肝与肾的健康完全掌握在你的一双筷子或一张嘴上，人说祸从嘴出，我偏要说祸从嘴进。在古代，军队打仗讲究『兵马未动，粮草先行』，粮草对整个军队而言就是『根本』，没了粮草不行，吃错粮草亦有害。生活正是如此，吃对了食物，肝与肾的健康养护也会变得简简单单。吃对、吃好，才能养肝益肾，不仅安全可靠，还经济实惠。

男人补肾这边看

黑色食物补肾功效显著

每个人都有自己喜欢的颜色，每种颜色都有它存在的意义或价值。绿色代表生命与青春活力，白色代表纯洁与和平，红色代表热情与奔放，那么黑色呢？黑色往往给人悲伤、罪恶或恐惧，就连西方文化里都将悲伤、凄惨的日子称作“黑色星期五”。我国民间却流传着一种说法“逢黑必补”，也就是说黑色食物对人体有滋补功效。传统医学也明确提出“黑色入肾”的理论，可见，黑色食物的营养价值之高，尤其对肾的滋养与呵护作用更不容小觑。

《黄帝内经》有云：“北方黑色，入通于肾。”这是什么意思，根据何在呢？根据传统医学中五方与五脏的理论，肾脏在五脏中属于北方，而北方的颜色是黑色，故北方黑色入肾，黑色与肾是相通的。首先，北方黑指的就是北方的黑土地，它因富含腐殖质而呈黑色而得名；其次，在中原地区，太阳的位置偏于南方，这就使北方相对南方更显“黑”。北方是黑色的，而肾又属于北方，所以黑色就自然而然入肾了。

曾经有一位早生白发的年轻人来找我就诊，他年龄不过30出头，可是在很短的时间内，长出了许多白头发。他觉得这很影响个人形象，希望寻求到使头发变黑的好方子。

中医认为，肾，其华在发，也就是说一个人肾气充足的话就会表露在头发上，头发就会显得乌黑浓密且光亮。相反，若一个人肾气不足、肾精亏虚，头发就会慢慢变白、枯燥且逐渐脱落。找我问诊的这位年轻人经过诊断，确实是因为肾气不足导致的头发早白，我为他开了些滋补肾脏的药物，同时再三叮咛他“药补不如食补”，药食结合能发挥最佳效果。

“黑色入肾”，故日常生活中，许多黑色食物都具有养肾之功，例如黑芝麻，对肾具有极大的保护与补养作用，尤其善于补肾气，对须发早白、脱发等均有改善效果。除了黑芝麻，还有诸多补肾的黑色食物，如黑豆、黑米、黑木耳、黑枣、乌骨鸡、海带、黑香菇等。不过即便黑色食物对肾大有好处，也得适度食用，否则会适得其反。

秦医师告诉你 黑色食物补肾之食疗方

五色配五脏，而黑恰巧与肾相通，所以日常生活中为了保养肾、保健肾，可以适当多吃些黑色食物。但黑色食物如此之多，做法与吃法又花样繁多，在此我给大家推荐几个极具补肾功效的黑色食物。

海带：排除肾毒

海带素有“长寿菜”的美誉，有利尿消肿之功，故而有利于排除肾脏之毒；另外，海带可补肾壮阳，对肾虚型水肿有改善作用。

●海带牡蛎汤

取水发海带300克，牡蛎50克，姜丝、葱段、醋各适量。将水发海带洗净，切成片；牡蛎洗净泥沙；砂锅中放入海带、姜丝、葱段，倒入适量清水、醋烧沸，再改用小火将海带炖熟，下入牡蛎煮沸即可。此方可滋阴补肾、补养肾血。

●海带豆腐汤

取水发海带100克，豆腐1块，香菇6个，葱末、姜末、盐、胡椒粉、鸡精、香油各适量。将豆腐洗净后切块；海带、香菇洗净后，入沸水中煮2分钟左右，过凉水，捞出，备用；热油锅，爆香葱末、姜末，再倒入海带、香菇快炒，然后将其倒入砂锅中，加入清水，大火煮开后倒入豆腐块继续煮，最后加入盐、鸡精、胡椒粉调味，并滴入香油即可。此方可清热解毒、补肾益气，尤其适用于肾气亏虚者。

乌鸡：补肝益肾

乌鸡又名乌骨鸡，营养价值远远高于普通鸡，但乌鸡一向被人们视为女人产后补虚的补品，殊不知乌鸡对男人的肾也很管用，可滋肾阴、养肾血、补肾虚、强肾精，是肝肾不足者的养生保健佳品。

●乌鸡菇杞汤

取乌鸡肉800克，平菇200克，枸杞子1小把，姜片、盐、胡椒粉各适量。将乌鸡肉洗净后切块，平菇洗净后撕成细条；热锅，加入适量清水，放入乌鸡肉、姜片，大火煮开后放入平菇，再次煮开后改用小火慢炖，大约40分钟后加入枸杞子，再继续煮约10分钟，调入盐、胡椒粉拌匀即可。此方可滋补肝肾、补肾气且强肾精。

海参：补肾壮阳

海参被列为“八珍”之一，与鲍鱼、鱼翅齐名，素有“百补之王”的美誉，其中海参对肾的养护作用极为强大，在补肾的基础上可益精、壮阳、养血等，是阳痿、早泄等性功能障碍者的食疗上选。

●海参猪肉饼

取猪瘦肉100克，干海参50克，鸡蛋1个，干淀粉、香油、酱油、盐各适量。鸡蛋取蛋清，搅匀；海参泡发好，除内脏，洗净；猪瘦肉洗净后剁成肉末，放入干淀粉、盐、蛋清拌匀，制成饼状；热油锅，放入肉饼，炸至金黄色，捞出；锅内留底油，再次加热后放入海参，快炒数下放入肉饼，倒入适量水，加盖焖至水将干时滴入香油，倒入酱油炒匀即可。此方具有滋养肾阴、补养肾血、益气补虚的作用。

鳗鱼：水中人参

鳗鱼因为其较高的营养价值而颇受欢迎，被誉为“水中人参”“鱼类中的软黄金”。关于鳗鱼的作用恐怕最值得一提的是补肾壮阳，关于这一点早在李时珍的《本草纲目》里就有记载：“性平，味甘；强肾壮精、祛风杀虫。”

●清蒸鳗鱼

取鳗鱼300克，火腿肠50克，葱段、姜片、料酒、盐、胡椒粉各适量。将鳗鱼处理干净，切段，放入沸水中稍微烫一下，捞出后用清水冲净；火腿肠切末；盘中摆放好鳗鱼、火腿末、葱段、姜片，并倒入料酒，撒上盐、胡椒粉，然后上锅中蒸熟，出锅后除去葱与姜即可。此方有利于养肾补虚，善治阳痿、早泄、遗精等男性肾虚之证。

豆类是男人补肾的天然营养品

五谷里面和肾关系最密切的就是豆，如黑豆、黄豆、豇豆等。豆类植物中大多含有丰富的不饱和脂肪酸，有利于抵抗衰老。衰老从中医角度看多半与肾有关，也就是说肾功能强大，人就会显得年轻有力。另外，最新的研究已表明，常吃豆类植物的人肾功能会明显好转，有利于肾病的康复。其实，关于吃豆补肾的观点早在中国两千多年前的《黄帝内经》中就有记录，首先，中医认为豆类植物可帮助肾脏排毒，从而促进肾脏健康；其次，适量多吃豆类植物有“和五脏、调营卫、生精髓”之功，也就是说豆类植物对肾脏有益，尤其有利于补精添髓，调理肾虚，促进睡眠。

秦医师告诉你 豆类食物补肾之食疗方

黑豆被誉为“肾之谷”，形状像极了五脏中的肾脏，不论是从“黑色入肾”理论看，还是从“以形补形”角度讲，黑豆对肾的补养作用是再明显不过的，不仅有利于补肾强身，还对肾脏有一定的保护作用，尤其适合肾虚患者食用。民间也有“每天吃豆三钱，何需服药连年”的赞誉，这与黑豆养肾功效密不可分。

●黑豆粥

取黑豆200克，大米300克，白糖少许。将黑豆洗净，用温水浸泡一夜；将黑豆与浸泡黑豆的水一起倒入搅拌机中搅拌，再用漏网将豆浆过滤到碗中。然后将大米洗净，与黑豆浆一起倒入锅中煮粥，待粥成后加入白糖调匀即可。此方具有补肾壮阳之功，善治肾气虚所致的气短胸闷、失眠心悸等不适。

以脏养脏，男人补肾吃些动物肾脏

我国民俗讲究“吃啥补啥”，很多人吃猪肚养胃，猪肚即猪的胃；吃百合润肺，因为百合形似肺；吃核桃补脑，因为核桃外形如大脑；吃鱼眼对眼睛好；甚至还有人吃牛鞭壮阳的。这些生活中的平常事看似无厘头，却不无道理。

“以脏补脏”其实与“吃啥补啥”有异曲同工之妙，最早由唐代的医药学家孙思邈提出。当时他发现动物的内脏与人体内脏在形态与功能上非常相似，之后“以脏补脏”“以脏治脏”的理论便形成。例如肝开窍于目，于是就有人用羊肝来治疗夜盲症；肾主骨，就有人用羊骨来治疗肾虚之证。所以，男人要补肾，应适当吃些动物肝脏，如羊肾、猪腰等。

后来，在“以脏补脏”的基础上又发展出了“以形补形”的观点，这就将以脏补脏的范围拓宽了，吃啥补啥不仅是动物内脏，还包括植物在内。就补肾而言，如腰果，形似肾脏，是名贵的干果，对肾脏的保护作用比较强大。平时可以当做零食每次吃上5颗左右，也可加入家常菜肴中，例如著名的粤系菜肴“腰果虾仁”，就连家常拌芹菜或拌腐竹中也可以加些腰果，甚至粥里也可以放些腰果碎，既香浓好吃，又营养补肾。不过腰果吃多了容易致人过敏，所以普通人每天最好只吃10～15颗腰果，过敏体质者最好少吃或不吃。

以形补形或者说以脏补脏是中医的理论的一部分，我们知道中医讲究“气”“血”，治疗注重辩证虚实，即虚证要补，实证要泻。关于男人补肾也得辩证地看，若是某人的肾脏出了问题致使肾功能出现障碍，其实并不适合补肾，换句话说，此时并不适合吃猪肾、羊肾等高脂肪、高蛋白的食物，以免加重肾脏负担，补肾不成反倒伤肾。

以脏补脏只是一种补肾的手段，具体操作时一定要根据个人体质与中医师的建议再实行食疗，以便达到理想的治疗效果。

秦医师告诉你 动物内脏补肾之食疗方

中医食疗方中讲究“以形补形”，就连糖尿病的中医治疗中都有一味用猪的胰脏与药方煎煮的食疗方。现在男人同样可以食用猪腰或羊肾来促进肾脏健康。但已患有肾脏疾病或肾功能障碍者要听从医嘱进行食补。具体的食疗方及其功效内容如下所述。

猪腰：固肾强腰

猪腰即猪的肾脏，因肾位于腰部，故日常生活中若多吃些猪腰，必定可养肾强腰，对肾虚所致的腰膝酸软、腰酸背痛等均有效。

●猪腰杜仲煲

取猪腰1个，杜仲10克，花椒、盐各适量。将猪腰内壁上的白色筋膜去除，洗净后切片，再用花椒、盐腌制片刻，去除腥味后洗净，放入清水中，加入杜仲，大火煮开后改用小火慢炖，炖至猪腰熟烂即可。此方可固肾、强腰、补气，尤其适用于熬夜后腰酸背痛的男性。

羊肾：补肾健脑

羊肾与猪腰一样，入菜肴中只能起到辅助性食疗功效。羊肾有补肾气、益精髓之功，所以肾虚者不妨多吃些。

●椒葱炒羊肾

取羊肝、羊肾各100克，大葱50克，红辣椒1个，生姜、花生油、盐、胡椒粉、黄酒、水淀粉、香油各适量。将羊肝切片，羊肾去除白筋后切片，大葱切斜片，红辣椒切片，生姜去皮后切片。锅中加入适量水，待水开后放入羊肝片、羊肾片，大火煮至八成熟时捞出；另起油锅，倒入花生油，放入生姜片、大葱片、红椒片炝炒，再加入羊肝片、羊肾片，并倒入黄酒，调入盐、胡椒粉，大火炒熟至入味，再用水淀粉勾芡，并淋入香油即可。此方集补肾气与健脑益智于一体。

核桃健脑又养肾

有一次到朋友家做客，朋友的儿子马上要高考了，我给他买了些核桃。朋友见我登门拜访，热情地招呼进门，看到我手里的核桃后，立即拉过儿子向我道谢。随后朋友说："给孩子补补脑，中考状元跑不了。"我跟朋友打趣地说："不错啊，你还能懂些养生之道。"

由此看来核桃的益智功效已经根深蒂固，妇孺皆知了。实际上，核桃的养生功效远不仅于此，还有美容乌发、补养肾脏的作用。

中医认为，核桃性温，味平，营养价值很高，含有丰富的蛋白质、膳食纤维、维生素和钙、铁、钾、钠等多种微量元素，可益智健脑、强身益寿、补气养血、滋肺益肾，故有"长寿果"之称。核桃不仅是健康益智的坚果零食，更是滋补肝肾、强健筋骨的良药。核桃入肾经、肺经、大肠经，可以用于治疗肝肾亏虚引起的腰腿酸软、筋骨疼痛、大便稀溏、小便增多、头发早白等症状。生长发育阶段的儿童每天吃几颗核桃仁，会有较大的帮助。人至中年，容易腰酸膝软、头晕眼花，可以用核桃煮水或煮粥进行食疗。

核桃中含有丰富的磷脂，是防止脑细胞衰退、促进脑循环、增加记忆力的重要物质。因此，用脑过度的学生、脑力工作者宜常吃核桃，可以缓解脑部压力。打开核桃的硬壳，我们发现核桃就像一个解剖开来微型的人脑，其皱褶像大脑皮质。中医有"以形补形"一说，因此吃核桃可以保护大脑。

肾藏精，生髓，髓通于脑，补脑也等于补肾，因此核桃也是补肾健将。我们医院的护士羡慕我的皮肤细嫩舒展、发质乌亮，我就说建议她们多吃核桃。核桃中含有丰富的维生素，是女性美颜佳品。发为血之余，气血充足，则发质乌黑发亮。另外，常吃核桃可以缓解便秘，降低人体胆固醇，保护心血管，对减少胆固醇在血中升高有益，对动脉粥样硬化、心脑血管病患者的保健很有帮助。

秦医师告诉你 核桃补肾金点子

选得好，营养更高

一观外壳：优质核桃外壳薄而洁净，干燥，果肉丰满，次质或劣质核桃外壳较厚，果肉干瘪或生有蛀虫。要选择外壳圆整、干燥壳薄的核桃，这样的核桃出仁率高，营养丰富。二掂重量：轻飘飘没有重量的果肉少，或没有熟透就摘下来，熟透的核桃分量够，放在手心掂一掂，稍有打手的感觉。三凭嗅觉：好的核桃没有任何异味，有异味的不新鲜或已变质。

放得好，营养不丢失

用布袋、麻袋或其他通风性比较好的袋子装好核桃，置于干燥、阴凉的通风处贮藏。这样有利于防止核桃发生霉变，也利于营养素的较好保持。如果长时间（超过半年）贮藏核桃，则需要在核桃中通入二氧化碳或用溴甲烷熏蒸，可以在防止霉变的基础上预防蛀虫。

养肾好食谱推荐

●韭菜炒核桃

取新鲜韭菜1大把，核桃肉1小碗，食用油、盐、味精各适量。韭菜洗净，切成寸段；锅内放油，油热放入核桃仁煸炒至变为金黄色，加入韭菜继续煸炒，待闻到韭菜香味，加入盐、味精等调料后即可出锅。韭菜又名壮阳草，核桃可滋补肝肾，此菜可谓强强联手，对益肾补阳有事倍功半的效果。

●核桃红糖水

将核桃仁、红糖、清水一起煮成糖水，每晚睡前服用，可健脑补血，改善气色。

韭菜又称起阳草，男人补肾离不了

“好吃不如饺子”。北方人吃饭最爱饺子，每每聚餐吃饭，我们都好点饺子，而韭菜饺子很少被点到。原因是年轻的小护士说韭菜饺子吃完了，口气不好闻，而且不小心沾到牙齿上也不雅观。其实韭菜饺子的营养价值很高，还可以助消化，减少胆固醇的吸收，尤其是具有温肾壮阳的功效，是男性补肾的上佳之选。

一位老邻居来我家做客，进门后总是欲言又止的样子，看起来想和我说点什么，但又不好意思说出口。“有什么话不好说出口？”我问道。邻居长出了一口气，说：“你们中医不是讲究把脉，认为脉会说话么？你别问病情，只号脉，看看我是不是身体有问题了？”俗话说：“有病考医生，终究害自己”。我摇摇头，让他稍等安静，然后切脉，左尺脉缓而弱，这是肾虚的症状。随后，对他说：“肾虚了，但问题不大，补补就好了。回家后常吃些韭菜，慢慢就好了。”邻居吃惊地说：“你确定不用吃药？韭菜也能治肾虚？”

韭菜具有很高的营养价值，含有蛋白质、脂防、碳水化合物、粗纤维、维生素等。味道辛辣爽口，可促进食欲，也可加强肠胃蠕动，使大便畅通，缓解便秘，预防大肠癌的发生。此外，韭菜中还含有挥发油，具有促进食欲、除积健脾、杀菌导滞等作用。但韭菜不宜一次食用过多，因为韭菜中含有粗纤维较多，容易引起腹泻。

韭菜不仅是食全食美的食材，还是防病治病的良药。《本草纲目》记载：韭菜有补肝、益肾、暖腰膝、壮阳固精之效。《本草拾遗》中也云“韭菜……温中，下气，补虚，调和腑脏，令人能食，益阳……并煮食之。”说明韭菜具有温中行气、温肾壮阳、消食解毒等功效。而“益阳”，就是韭菜壮阳的重要依据，因此韭菜又有起阳草、壮阳草之称，可“补肾肝，暖腰膝，治阳痿、淋浊、带下”等。中药偏方中，韭菜是用来治疗早泄、遗精、多尿等症的主要食材之一。

秦医师告诉你 韭菜补肾金点子

选得好，营养更高

一选季节：有道是"一月葱，二月韭。"虽然现在四季都有韭菜，但农历二月，也就是春天的韭菜，最顺应自然界的升发规律，不仅最鲜嫩可口，还因为应季而营养成分最纯正。二选个头：要挑选比较细的，而不要那种比较粗壮的。前者是自然生长成熟，后者是化肥、农药等后天催熟。三选其形：选叶色碧绿、叶子修长的韭菜，不仅味道浓郁，营养也高于一般的韭菜。

养肾好食谱推荐

●韭菜鸡蛋饼

取韭菜1小把，鸡蛋2个，面粉1碗，葱花、食用油、盐各适量。鸡蛋在碗中打散，韭菜洗净切碎，倒入盛鸡蛋的碗中，并加入适量面粉、食用油、盐、葱花等拌成糊状；然后向糊中一边加清水一边搅拌，至面糊可以挂在筷子上为好。在电饼铛或平底锅中刷一层薄薄的食用油，倒入一勺面糊，晃动锅底使面糊在锅底均匀铺开摊成饼状，定形并煎好后翻过来煎另一面，出锅即可。可以当作早餐或晚餐食用，最好趁热食用。此食疗方有调理遗精早泄等功效。

●韭菜炒猪肝

取猪肝200克，韭菜1小把，葱花、姜片、食用油、盐、料酒、干淀粉、味精等适量。猪肝洗净，切成薄片，在淡盐水中浸泡20分钟，然后清洗至水色变清，捞出猪肝片，滤干水分，加料酒、盐、干淀粉抓匀腌制5分钟；韭菜洗净，切成小段；油锅烧热，爆香葱花、姜片，倒入猪肝大火快炒至猪肝片饱满挺起，下入韭菜，炒到韭菜变软，加少许盐和味精调味即可。此方有补肝养肾的作用。

羊肉补肾又助阳，但宜秋冬进食

陕西人爱吃羊肉泡馍，新疆人爱吃烤羊肉串，老北京人爱吃葱爆羊肉，内蒙古人爱吃手抓羊肉……羊肉深受大众喜爱的原因之一就是羊肉的药用价值堪比人参。俗话说得好，“冬吃羊肉赛人参，春夏秋食亦强身”。羊肉自古就是食疗佳品，清朝所著的《随息居饮食谱》早有记载：“肥大而软，易熟不膻者良，秋冬尤美。”可见，羊肉对人体的保健作用极大，且最适宜在秋冬时节进补。

冬天气温普遍偏低，人体的阳气都藏于体内，四肢比较容易冰凉，气血循行也会不畅，此时特别需要进补一些性温的食物来增加阳气、抵御寒湿。羊肉味甘而不腻，性温而不燥，具有补肾壮阳、暖中祛寒的功效，冬天吃羊肉，既能抵御风寒，又可滋补肾阳，强壮身体。《本草纲目》中就给过羊肉这样的评判，“暖中补虚，开胃健力，滋肾气”。因此羊肉一直被人们奉为冬令补品。

秦医师告诉你 羊肉补肾金点子

中医学认为，羊肉可补肾壮阳、益气补虚、温中暖下等，主治虚劳羸瘦、腰膝酸软、尿频阳痿等阳虚之证。下面推荐一道补肾虚、壮肾阳的食疗方——胡萝卜炖羊肉。

取胡萝卜500克，羊肉1000克，生姜、甘草、盐、葱花、料酒各适量。将胡萝卜洗净后切块；羊肉洗净，入沸水中烫一下，捞出，切块；生姜洗净后拍烂。锅内倒入适量清水，放入羊肉、生姜，大火煮开后倒入料酒，放入甘草，再煮10分钟左右放入胡萝卜，煮开后改用小火煮至熟，调入盐，撒上葱花即可。此方善于补血壮阳，是肾阳虚者的食疗方。

海参最能养肾精，滋阴补肾效果强

陈先生，35岁，一家软件公司的工程师，因为经常需要熬夜工作，肾功能一直不是很好，经常会腰膝酸软，失眠，即便睡着也特别容易惊醒，但他并没有及时到医院治疗，只是自己买了一些药吃，吃了一段时间不但不见好，反而越来越严重，身体状况一天不如一天。听说羊肉、韭菜可补肾壮阳，他二话没说就吃了大半个月，结果肾照样虚，口腔都溃疡了。到了医院，我发现陈先生的脸色特别差，额头和脸颊上的痘痘和痘印特别多，随后又为他把脉诊治，并让其照单做了些相关检查，结果证实：陈先生因为长期熬夜而致肾阴虚，但他没有搞清楚自己的状况就乱吃壮肾阳的药物，补多了助火上炎而导致口腔溃疡、长痘等不适。

陈先生恍然大悟地说道："原来补肾还有那么多的讲究，那我现在应该怎么办呢？"我风趣地回答道："如果你不怕花钱，买些上等的海参补补吧！"中医认为，海参味甘、咸，性平，无毒，具有补肾益精的作用，对调理阳痿效果不错。

秦医师告诉你 海参补肾食疗方

海参又叫做刺参、海鼠、海瓜，是一种名贵的海产动物，因补益作用类似人参而得名。

下面介绍一道枸杞海参粥以补肾精。

●枸杞海参粥

取海参30克，枸杞60克，粳米100克。将海参泡发后洗净切成小块，与枸杞、粳米一同放入清水锅中，煮至粥熟。本方可滋阴补肾、养肝补血。

秦主任推荐的养肾食物一览表

食物名称	性味	归经	功效	相宜搭配
小米	性凉，味甘、咸	归肾、脾、胃经	滋养肾阴、补养肾气、健胃暖中	*小米+花生=养肾补血 *小米+绿豆=排肾毒、补肾气
黑米	性凉，味甘、咸	归肾、脾、胃经	补肾气、养肾阴、活血明目	*黑米+莲子=补肾安神 *黑米+板栗=补肾强腰、大补元气
黑芝麻	性平，味甘	归脾、胃、肝、肾经	滋补肝肾、养血明目	*黑芝麻+蜂蜜=补肾益精 *黑芝麻+杏仁=滋补肝肾、润肺美容
黄豆	性平，味甘	归脾、大肠经	补肾虚、益肾气	*黄豆+排骨=益肾壮骨 *黄豆+猪蹄=补肾壮阳、美容养颜
土豆	性平、味甘	归胃、大肠经	补肾壮阳、滋阴养血	*土豆+牛肉=补肾益气 *土豆+洋葱=补肾壮阳、促进血液循行
山药	性平，味甘	归肺、脾、肾经	补肾涩精、善补肾气	*山药+鸭肉=保护肾脏、降低胆固醇 *山药+羊肉=补肾壮阳、强身健体
南瓜	性温，味甘	归脾、胃经	增强肾细胞的再生能力	南瓜+豌豆=滋阴补肾、补养肾气 南瓜+板栗=补肾养血、强筋健骨
鸽肉	性平，味甘、咸	归肺、肝、肾经	补肾涩精、益气补血	*鸽肉+山药=补益肝肾、壮阳强腰 *鸽肉+枸杞子=补肾壮阳、补气养血
甲鱼	性平，味甘、咸	归肝、肾经	补肾健骨、滋阴凉血	*甲鱼+乌鸡=滋阴养肾、健脾补中 *甲鱼+枸杞子=滋养肾阴、补养肾血
鲫鱼	性平，味甘	归脾、肾、胃、胆经	大补肾气、补虚健胃	*鲫鱼+红豆=利水消肿、补虚益肾 *鲫鱼+米醋=滋养肾气、除湿消肿
黄鳝	性温，味甘	归肝、脾、肾经	温阳补肾、补益气血	*黄鳝+芹菜=补血理气、补肾壮阳 *黄鳝+大蒜=温补肾阳、理气除胀
海参	性温，味甘、咸	归心、脾、肾经	补肾益精、补血壮阳、肾阴与肾阳双补	*海参+羊肉=补肾益精、滋阴壮阳 *海参+豆腐=改善腰膝酸软
虾	性温，味甘、咸	归肝、肾、胃经	补肾壮阳，适用于肾气虚弱、肾阳不足者	*虾+白酒=补肾兴阳、增强性功能 *虾+辣椒=温补肾阳、增强免疫力
樱桃	性温，味甘、酸	性温，味甘、酸	滋养肾脏、帮助肾脏排毒、涩精止泻	*樱桃+大葱=改善麻疹 *樱桃+绵白糖=改善慢性支气管炎
板栗	性温，味甘	归肾、胃、大肠经	补肾强筋、活血补血	*板栗+大米=补肾、强筋骨 *板栗+红枣=补肾虚

女人养肝这边看

多吃排毒物，为肝减重负

很多女性朋友为脸上的常客——“痘痘”、黯淡萎黄的脸色、生长快速的皱纹而发愁，想尽快将这些危害美丽的“不良分子”剔除干净，于是面膜、精华液、祛斑霜、补水精华……陆续登场，但效果却不是十分满意。实际上，这些都是肝脏排毒不畅所致的。中医认为，肝具有解毒、排毒之生理功能，日常生活中唯有对肝进行精心呵护，身体中的毒素才得以清除，气血就能正常循行，肌肤方能得到充分的滋养，皮肤自然而然会变得光鲜亮丽、红润细嫩等。肌肤能随着肝毒的排出而越来越美丽，身体健康也与肝脏的排毒功能密不可分。

我们都知道肝脏是人体最大的解毒器官，每天吃进去的食物若是含有有毒成分均是通过肝脏而过滤掉，若是人体摄入的毒素太多，肝脏的负担明显会加重，从而有一部分毒素只能滞留在肝脏内而排不出去，这样也就会给人体健康带来损害，连肌肤也不能幸免于难。为了促进身体健康、为了美丽容颜，我们只能多吃一些排毒食物，减轻肝脏负担，助肝脏排毒解毒一臂之力。

曾经有一位朋友拎着个小袋子，神秘兮兮地来到我面前，然后小心翼翼地送给我。后来我才知道原来我的朋友送我一些干花，名字叫做千日红。据说这种花是专门泡茶喝的，常喝可清除肝毒，达到美容养颜的目的，很多女性朋友都喜欢用它泡茶喝，尤其适合经常久坐、长时间对着电脑且疏于运动的女性。

秦医师告诉你 盘点生活中的排毒食物

①绿豆：可解重金属、农药等毒素，另外对食物中毒也有一定的功效。

②猪血：可清肠毒、排肝毒，尤其对粉尘等有害物质有排毒解毒之功。

③荞麦：可增强肝脏的解毒功能，有效促进五脏六腑的新陈代谢功能。

青色入肝，多吃青色食物养肝脏

中国饮食文化讲究色香味俱全，其中色摆在第一位，足以证明人们对食物的颜色特别重视。丰富的食物颜色不仅可以给人视觉上的享受，还能均衡营养，保证健康。其中青色入肝，多吃青色食物，对肝脏有益。

中医认为：青色入肝。首先，我们就得弄清楚：何为青色？有人说是蓝色，还有人说是绿色，更有人说是一种介于蓝色与绿色之间的颜色。其实这些说法都是模棱两可的。《黄帝内经》中有云："东方青色，入通于肝。"可想而知，青即东方色，东方色代表着万物的初始，也就是说青色乃草木刚刚生长的颜色，人们在日常生活中要吃的青色食物必须是新鲜的、色泽青绿的蔬菜，例如西蓝花、毛豆、菠菜、芹菜、莴笋等。

不仅如此，中医还讲究望闻问切，望诊有诸多讲究，其中望色强调就是观察患者的肤色。若一个人脸色发青，则多半说明她气血不畅、经脉瘀滞，也就是说她的肝脏没有发挥藏血功能。可见，青色与肝脏有着极为紧密的联系。

我有个朋友从事服务行业，几乎每天晚上都要加班，等到别人差不多准备睡觉了，她才急匆匆地赶回家，洗漱之后时间差不多已到11点半之后，生活很不规律，但一点都没有影响她的身体状况。后来我才知道，原来她非常重视饮食，每个星期都要喝2次鲫鱼汤，除了早饭外的每顿饭都要吃一个青菜。当然除了饮食上比较注重之外，她还经常锻炼身体，坚持了好多年。这位朋友的好身体完全是靠饮食与运动调理出来的，另外，我们不得不说每餐摄入些青色食物确实对身体大有好处。

根据中医五行理论学说，肝属木，青色也属木，故两者是相通的。另有"肝脏应春阳，连枝胆共房，色青形象木，位列在东方"之说，也就是说肝脏应春阳，属木，象征着东方，而青色即为东方色，所以肝脏与青色本属一家。多吃一些青色食物，则可通达肝气，进而疏肝解郁、解毒排毒、消除疲劳，不仅可以增强机体免疫力，更可养肝、护肝、强肝。

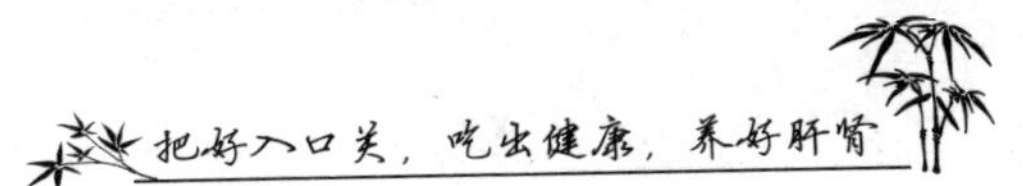

秦医师告诉你 青色食物养肝食疗方

青色食物益肝，日常生活中不能挑食、偏食，青色食物也得适量摄入。下面就介绍一些常见的青色食物，并推荐相应的食疗方，助养肝护肝一臂之力。

青配红，养肝补血

芹菜是常见的青色蔬菜，若是与红色食物搭配，不仅能增强养肝的功效，更可以补血，尤其擅长于补肝血、益肝气。

●花生仁拌芹菜

取芹菜300克，花生仁（不要去皮）200克，盐、鸡精各少许。热油锅，油热后放入花生仁略炸，芹菜去除叶子与根部，洗净后切段，入沸水烫一下，捞出凉凉；将芹菜段摆盘，撒上花生仁，然后放入盐、鸡精调匀即可。此方的补血功效显著，并有利于疏通气血循行，从而增强肝脏的疏泄功能。

●芹菜红枣汤

取芹菜根5个，红枣10颗，盐少许。将芹菜根洗净，与红枣一起倒入锅中，加适量水慢炖，将熟时调入盐稍煮片刻。此方有利于缓解肝脏的疲劳，达到疏肝解郁的效果。

菠菜，降肝火、解肝郁

菠菜性凉，可润燥，有利于清肝火；菠菜能下气，具有疏肝解郁之功，可使人心平气和。故常吃菠菜，补肝养肝的功效会很明显。

●菠菜粥

取菠菜50克，大米200克，盐、鸡精各适量。将菠菜洗净，入沸水中烫一下，切段；大米洗净后放入锅中，加入清水熬粥，待粥将熟时放入菠菜段，继续煮至粥熟，调入盐、鸡精拌匀即可。

常吃“酸”味，滋养肝阴肝血

民间有“酸儿辣女”的说法，意思就是怀孕的女人若是喜欢吃酸的就是怀的男孩，若是喜欢吃辣的怀的就是女孩。从中医角度看，这是毫无科学依据的迷信说法，怀孕会使人的口味发生变化，却并不能左右生男生女。中医认为，怀孕后母体需要提供大量的气血来滋养胎儿，这时往往会造成母体气血不足而出现肝阴虚的情况，故特别需要吃点酸味食物来补充肝血、滋养肝阴。

民以食为天，中国人自古就特别讲究吃，吃的种类或花样更是千变万化，但总逃不过酸、甜、苦、辣、咸这五味。其实，在传统医学里，关于食之味道不仅包括这五味，还有淡味与涩味，其中淡味包含在甜味里，而涩味包含在酸味里。五色入五脏，每一种味道都对应着一个脏腑器官，并与人体健康息息相关，其中“酸入肝”，对肝脏具有滋养作用。

中医认为，肝属木，酸也属木，故两者相通，酸味亦可养肝。我有一个朋友是个生意人，平日生活里应酬频繁，酒桌上谈生意似乎已成了一种文化，久而久之她的气色都被连累得很差，有时肝区还会隐隐作痛。一次，她打来电话我才得知，她的生活毫无规律可言，虽然生意做得很大，但身体大不如前，每天喝酒过后都会觉得肝脏的位置有不适感，脸色萎黄无光泽。听到这，我下意识地说了：“你应该立刻到医院检查一下肝脏功能。”随后，我又劝她少喝酒、规律饮食，多吃些酸味食物。朋友吃惊地说：“酸味食物？你又不是不知道，我基本不碰酸食。”我用坚定的语气对她说：“你就算再不爱吃，为了你的肝也得试着去接受。”很多人可能会说，酒本来就伤肝，再吃酸味食物，胃该不会也“受伤”吧？

我们已经知道酸入肝，正常情况下，尤其在肝因烟酒、熬夜等不良习惯受损时，适当多吃些酸味食物可滋养肝阴、补养肝血，最终达到调理肝脏、补肝养肝的目的。肝血充足了，肝脏的生理功能得以正常发挥，女性的身体会变棒，气色也会变得红润。就连忧思伤肝者也应该多吃些酸味食物，以疏肝解郁。当然，酸味食物对肝确实好处多多，但也不能放开肚子“胡吃海吃”，毕竟过犹不及，吃多了自然对胃、肝均有损。

日常饮食中搭配一些酸味食物对肝脏确实有益，但并不是所有季节都适合吃酸味食物。例如春季肝气旺盛，酸味食物吃多了反而会使肝气更胜，从而对肝、脾、胃等均会造成损害，故春季应少吃酸味食物。另外，春季阳气都在升发，人体为了顺应自然规律，就应该吃一些有助肝阳升发的食物，而不应该吃酸味这类助阴气升发的食物。那么，什么季节适合多吃酸味食物呢？

根据中医五行学说，秋属金，肺属金，而金克木，正巧肝属木，所以在秋季肺气本来就很旺盛的时候肝木必定会被克，此时就需要加强养肝。也就是说，秋季万物收敛，为了保护肝气、调理肝血，应适当多吃酸味食物，少吃辛辣食物。

中医还讲究阴阳平衡，五味其实也分阴阳，其中酸、苦、咸为阴，而甘、辛则为阳。人体内的肝也分为肝阴与肝阳。秋季，阳气收敛，此时应该吃一些补肝阴的食物，而酸味食物就可补肝阴，所以北宋的医学家陈直在《养老奉亲书》中就四时养生提出过这样的论断：“当秋之时，其饮食之味，宜减辛增酸，以养肝气。”

再者，秋季万物凋零，人也特别容易感伤，女性本就心思细腻、感情丰富，在这个季节更容易产生悲伤难过的情绪，伤感必伤肝，肝阴易不足，此时不宜吃升发肝阳的食物，而应该多吃些酸味食物，补肝阴的同时泻肝火。

除了秋季适宜多吃酸味食物之外，人到夏季，酷暑难当，食欲也变得非常不好，此时不妨多吃些酸味食物，以便开胃消食。另外，夏季天热易出汗，而酸味食物具有止汗、解渴之功，所谓的望梅止渴就是一个典型的吃酸味食物解渴的典故。

酸味食物对肝有益，但酸味食物与酸性食物不可相提并论。酸味食物，顾名思义，味觉上得呈酸性，而酸性食物则不是单纯地依靠舌头品尝或味觉来判断的。

现实生活中的山楂、乌梅、酸枣仁等都是普遍存在的酸味食物，就连醋也属酸味食物，甚至五味子、白芍药材也在酸味范畴之内。这些酸味食物都有非常显著的养肝护肝之功效。

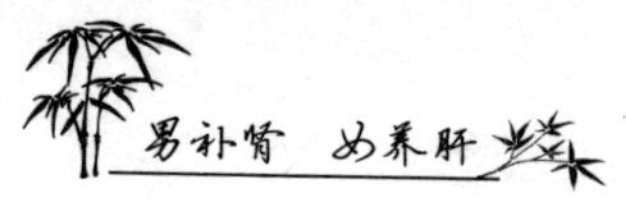

秦医师告诉你 酸味食物养肝食疗方

生活中的酸味食物很多，对肝脏的作用也是非常明显的。下面我们就一些常见的酸味食物来详细谈谈养肝护肝的食疗方。

山楂，养肝活血

山楂在你眼里也许只是开胃消食的良药，在我眼里却是养肝护肝、活血化滞的酸味食物。山楂俗称“山里红”，形如其名，外表红彤彤，与血的颜色很相近，故补血活血功效很强，对肝脏的补益作用也不弱。日常生活中，可以用山楂煎水饮，也可以将山楂做菜吃，甚至可以将山楂煮粥喝。

●莲藕山楂

取莲藕1节，山楂50克，冰糖适量，盐少许。将山楂洗净，放入锅中，加入冰糖，倒入适量清水，大火烧开后改用小火慢炖30分钟左右；莲藕洗净，去皮，切薄片，入沸水中烫一下，捞出，沥干水分，凉凉，装盘备用；待山楂煮至汤汁浓稠时关火，加入少许盐，拌匀后倒入莲藕表面，再次拌匀即可。在煮山楂的过程中不宜使用铁锅或铝锅，以免山楂中的酸性物质与金属元素发生化学反应而影响身体健康。此方很明显可开胃，并有助于补肝血，还有利于降肝火，从而疏通血脉，起到活血化瘀、化滞消积等作用。

酸枣仁，滋阴补血

酸枣仁是酸枣干燥成熟的种子，味酸，入肝，有利于收敛肝火，从而抑制肝火旺引发的一系列不适。此外，酸枣仁还可滋肝阴、补肝血，从而有效地增强肝脏的生理功能，并促进身体健康。

●酸枣仁饮

取酸枣仁30克，冰糖适量。将酸枣仁与适量清水一起煎煮成汁，滤渣取汁，并加入冰糖继续煮，煮至冰糖溶化后即可饮用。此方可有效补肝阴、养肝血。

食补强于药补，吃肝养肝

肝藏血，养肝重在补肝血，肝血旺则肝气顺，气血足才能保健康。女人一生有太多失血过程要经历，月经、怀孕、生产、哺乳……无不在消耗气血，所以女人日常生活中更要注重补血，其中以肝补肝不失为一个好办法。

吃肝养肝就是中医上所说的“以脏补脏”，例如胃痛者要吃猪肚、心脏病者要吃猪心、阳痿者要吃牛鞭、贫血者要吃猪肝……这说起来似乎很不严谨，却并无道理，早在《黄帝内经》中就有提及，“五畜为益”“气味合而服之，以补精益气”，可见家畜类食物对人体的补益功效显著。那么，何以见得以脏补脏呢？

中医认为，动物肝脏乃“血肉有情之品”，相对于中草药之药补，动物血肉与人属于同类，不论从皮肤、肌肉、骨骼还是内脏，结构与功能都更加接近，对人类来说也更有亲和力。因此，动物肝脏比中草药更有益于人体健康，不良反应相对也较小。简言之，动物肝脏气味醇厚，和人体能互补，故对健康更有益。

我的一位稍年长的朋友因为视物不清非得上眼镜店配一副老花镜，她总是觉得自己是因为年纪大了，眼睛也跟着老花了。可是我看她脸色苍白，她自己也反映最近很长一段时间经常头晕心慌，甚至失眠。中老年人确实会出现以上问题，但这可不单单是年龄越来越大的缘故，视物不清也并一定就是老花。中医有言：“肝气通于目，肝和则目能辨五色”，可见头晕眼花、视物不清或模糊有可能是肝血不足、肝气郁滞等造成的。之后我的那位朋友并没有配成眼镜，还是听了我的劝告，回家补肝去了，为此她吃了不少动物肝脏。大概2个多月，她眼花的症状迎刃而解。

动物肝脏补肝养血，不光能调养各种眼疾，如眼花、夜盲，甚至连面色萎黄、水肿等问题也能得以改善。但调理肝脏有养肝与清肝之别，故肝不可乱养，血不可乱补，唯有气血不足才需要养肝补血、吃肝补肝。

秦医师告诉你 吃肝养肝食疗方

《黄帝内经》有云："肝受血而能视，足受血而能步，掌受血而能握，指受血而能摄。"也就是说，肝血充足才能有好视力，血液充足且循行无碍，脚才能走路，手才能有握力，手指才能抓东西。可见，人体活动无一不与气血紧密联系。

吃肝养肝，最重要的一点就是调养肝阴血虚所致的眼花、夜盲等不适，这完全符合"肝明目"的原理。眼睛是"肝之官"，常吃动物肝脏，有利于给眼睛补充充足的营养，尤其是给双目充足血液的滋养，进而改善或治疗眼疾。例如《圣惠方》中就以"猪肝羹"来补肝，调养远视无力之症；以"乌鸡肝粥"来养肝，以调养眼暗之症；以"兔肝粥"来明目，以调养夜盲症。动物肝脏种类繁多，其中补血功力较强的有鸭肝、猪肝以及鸡肝。下面就介绍两道吃肝养肝的食疗方。

鸭肝，补肝血

鸭肝善补肝血、清肝火，是肝阴血虚者的福音。日常生活中，不妨适量吃些鸭肝，但鸭肝的胆固醇太高，故不宜吃得太多，高胆固醇患者尤其不宜多吃。

●青菜鸭肝

取鸭肝150克，油菜200克，料酒、盐、胡椒粉、葱段、姜片各适量。将鸭肝处理干净，切薄片，再加入葱段、姜片、料酒、盐腌制15分钟左右；油菜洗净，切段。热油锅，倒入鸭肝快炒，待鸭肝变色后加入少量清水，炒熟后加入油菜烧至入味，最后加入盐、胡椒粉调味即可。鸭肝擅长补血，油菜"青色入肝"，两者相辅相成，有利于清肝火、补肝血，养肝效果显著。

猪肝，补肝阴

猪肝相对于鸭肝而言，胆固醇含量略低些，但补肝血、益肝气的功效并没弱太多，常吃猪肝，不仅有利于解毒排毒，还有利于养肝护肝，明目的效果也很明显。

●猪肝羹

取猪肝100克，鸡蛋2～3个，豆豉、葱白、盐各适量。先将猪肝处理干净，切片，放入锅中，加入适量清水，小火慢炖至熟，再打入鸡蛋，加入豆豉、葱白略煮，待将熟时调入盐拌匀即可。猪肝配鸡蛋、葱白，补肝效果大增，对血虚眼疾的调理效果尤其突出。

鸡肝，补肝暖胃

鸡肝性味甘温，有补肝、养血、安胎、止血、暖胃等功效，而且鸡肝比其他肝脏的补肝效果更强，家常菜里不妨多做做鸡肝菜肴。

●鸡肝菠菜粥

取鸡肝100克，菠菜150克，大米200克，干淀粉、盐、料酒、香油各适量。将大米洗净后熬煮成粥；将鸡肝处理干净后用干淀粉、料酒、盐拌匀腌制，而后用清水冲洗干净；菠菜洗净后入沸水中烫一下，捞出后，再将鸡肝也放入沸水中烫一下；最后将菠菜、鸡肝放入粥中继续煮一下，调入盐，滴入香油即可。鸡肝与菠菜搭配，补血功效大增，益肝的作用也增大。

凡事必有两面性，有利必有弊，动物肝脏亦如此。动物肝脏有益于补肝血、理肝气、解肝郁，但动物肝脏与人体肝脏一样都是排毒的场所，肝脏上必然都会积累一定的毒素。所以日常生活中，吃肝时一定要注意一些细节，以免食之不洁而对人体有害。那么，具体应该怎么做呢？

首先，烹饪之时一定要将动物肝脏放在自来水里反复冲洗，大约10分钟后再倒入清水里浸泡半小时左右。

炒动物肝脏时一定要炒熟，以肝完全变成灰色或褐色为宜，而且要一点也看不到血丝。

另外，肝脏的胆固醇含量颇高，补血效力也太强，脂肪肝患者最好别吃或少吃为妙。如果你感觉猪肝异味特别大，不妨将其放在牛奶中浸泡数分钟，异味立刻会被清除，烧制后的味道也更加鲜美。

乌鸡，是女人养肝的好帮手

上个月有个小姑娘来我这里就诊，说自己半年前得了结核性胸膜炎，通过引流积水和药物治疗后，引起转氨酶偏高，造成肝损伤。我问之前医生怎么处理的，她说主治医生让她停了之前抗结核的药物，并给她调整了药物，但效果并不明确。“秦主任，您看我的脸，又干又黄，黯沉无光，还起了这么多痘痘。我才19岁啊，这可怎么办啊？”我抬抬手示意她别激动，解释道：“抗结核性药物对肝功能确实有所损伤，之前的医生给你进行调药治疗是正确的，相信过段时间你会慢慢好转。血衰而形萎、血败则形坏。肝藏血，调节血之流通。你的脸色不好，为肝血不足引起的，建议你询问之前主治医生的意见，适当增加一些护肝的药物，饮食上也要多食对肝脏有益的食材。可以每周喝1～2次乌鸡汤，可以濡养肝脏，对气色有较好的改善作用。”小姑娘疑惑了：“乌鸡汤不是滋补汤么，怎么还对肝脏有益呢？”

是啊，这个问题很多人都问过我。乌鸡的骨头、肉，甚至内脏都是乌黑色，因此也称为乌骨鸡。性平，味甘，具有丰富的营养和药用、食疗作用，因此家里有人患病、康复期、女性坐月子等，很多会选择乌鸡汤作为滋补品。其实，乌鸡，也是滋养肝脏的好宝贝。《本草再新》记载：“乌鸡……平肝祛风，除烦热，益肾养阴。”

乌鸡中含有大量的黑色素和多种氨基酸，其蛋白质、维生素、磷、铁等含量更比一般的鸡肉高出许多，且胆固醇和脂肪含量很少，很适合缺乏营养的慢性肝病患者食用。而且这些营养物质都是水谷精微，是化生人体水谷精气、津液，乃至血液的主要物质基础。《读医随笔•气血精神伦》曰：“夫血者，水谷之精微……以生长肌肉、皮毛者也。”肝主筋，藏血，发为血之余，因此肝血亏虚，则人的面色萎黄，头发枯槁易脱落。而乌鸡中丰富的营养物质是化生肝血的主要物质。因此，乌鸡不仅是滋补食材，更具有滋养肝肾、养血益精等药用作用。

秦医师告诉你 乌鸡护肝金点子

选得好，营养更高

《本草纲目》载：“乌骨鸡，有白毛乌骨者、斑毛乌骨者……但观鸡舌黑者，则肉骨俱乌，入药更良。”因此，从营养学和药学角度来看，我们要优选白毛乌骨鸡，即通体白色羽毛，其他部分，尤其是舌头都是黑色的，身躯短矮。这类乌骨鸡不仅有很好的营养滋补作用，还具有很高的药用价值，著名的妇科用药乌鸡白凤丸就是由白毛乌骨鸡制成的。

养肝食谱好推荐

●乌鸡白凤尾菇汤

取乌鸡1只，白凤尾菇50克，料酒、大葱、食盐、姜片各适量。乌鸡宰杀后，去毛，去内脏，洗净；锅内（最好是砂锅）添入清水，加姜片煮沸，放入已收拾好的乌鸡，加料酒、大葱，用文火炖煮至酥，放入白凤尾菇，加食盐调味后煮沸3分钟即可起锅。此方有补益肝肾，生精养血的功效。

●天麻乌鸡汤

取乌鸡（宰杀干净）1只，天麻约100克，适当切成块，枸杞、香菜、葱、姜、鸡精、盐、醋各适量。将乌鸡、天麻放入压力锅内锅里，加入葱、姜、盐、枸杞、鸡精、醋及适量清水，压力锅调到中档，保压时间15分钟，出锅后撒入少许香菜即可食用。此汤具有养肝益神的功效。

●黑豆乌鸡汤

取黑豆50克，红枣8个，乌鸡半只，生姜2～3片。将黑豆、红枣（去核）均洗净，浸泡；乌鸡洗净，去肠杂、尾部。与生姜、黑豆、红枣一起放进瓦煲内，加入适量清水，先大火煲沸后，改为小火煲约1.5小时，调入适量食盐便可食用。此方具有补养肝肾、益气滋阴的功效。

 葡萄也是养肝宝，滋阴养肝不可少 

中午吃完饭，刚分来的小护士给我送来几片西瓜：“冰镇的，最消暑解渴，秦主任赶紧吃吧！”我微笑地谢谢她，收下了。其实我夏天很少吃冰镇西瓜，因为西瓜性寒，女性吃多了容易伤胃损阴。我想念老家的葡萄，这个时候，葡萄应该也熟了吧。

从中医角度来讲，葡萄性平，味甘甜，可去烦止渴、活血舒筋、暖胃健脾，适合各种体质的人食用。葡萄，带给我们味蕾愉悦的同时，还可补益气血，美容抗衰老。

葡萄中含有丰富的维生素、纤维素和天然生物性物质，具有很好的抗氧化、抗衰老功效，对肝脏也非常有益。“女人以肝为先天”，因此，女性朋友或肝脏不好的朋友，更宜适当进食葡萄，可滋肾益肝，美丽肤色。

来我这里就诊的女性患者，我也会根据相应的病情，让她们多吃点葡萄。葡萄中含有很多营养物质，对改善贫血、保护肝脏、改善神经衰弱有较好的作用。容易手脚冰凉或脸色苍白的女性，多是因为体内气血不足，或者轻度贫血。肝藏血，可以调节血液流量。平时吃些葡萄干，有较好地益气补血、护肝柔肝之功效。葡萄干含铁量比新鲜葡萄多的多，而且含有多种矿物质和氨基酸，还具有很好的促消化和排毒功能，是体虚贫血者的佳品，也是肝炎患者补充铁剂的重要来源之一。

“吃葡萄不吐葡萄皮，不吃葡萄倒吐葡萄皮。”这句绕口令家喻户晓。葡萄皮虽然稍有涩味，但其内含有单宁、花青素等，不仅具有较好的抗氧化、延衰老等美容功效，还能降低机体内胆固醇的含量，对防治脂肪肝有十分重要的作用。因此，吃葡萄最好连皮一起吃，更利于营养成份的吸收，起到护肝防癌等作用。但吃前一定要仔细清洗葡萄皮上的农药、灰尘等。

葡萄虽好，不宜多食，尤其是由糖尿病引起的脂肪肝患者更不宜食用。因为葡萄含糖量较高，多食容易损伤牙齿，而且如果葡萄糖摄入量过多，超过肝脏的贮存能力，多余的葡萄糖在体内会转化为脂肪，人就容易发胖甚至造成脂肪肝或诱发高脂血症、高血糖、高血压等。

秦医师告诉你 葡萄养肝金点子

选得好，营养更高

首先，我们要选熟透的葡萄，窍门是尽量选购比较疏松的葡萄串，这样阳光可以均匀地照射到每一颗葡萄上；其次是购买时品尝一串葡萄中最下面的那一颗，如果它熟了，说明整串葡萄就熟了；最后，也是最关键的，是选购有白色果霜的青绿色葡萄。因为青入肝，青指绿色，青绿色葡萄更利于疏肝理气，保护肝脏。

养肝食谱好推荐

●自制葡萄汁

取洗净的葡萄1.5～2千克，冰糖适量。蒸锅内加入适量水和冰糖；上蒸屉，将洗净的葡萄均匀撒在蒸屉上；盖上锅盖开始蒸，大约开火蒸15分钟，葡萄皮完全裂开后关火；用勺子把葡萄捣烂，笼屉上是葡萄皮（不要丢，直接吃或者用榨汁机榨汁都很好，葡萄皮营养价值更好），蒸锅内是有果肉的果汁，可以过滤几次，凉凉后即可饮用。饮用不完的可以密封后放入冰箱内冷藏。

 秦主任推荐的养肝食物一览表 

食物名称	性味	归经	养肝功效	相宜搭配
大豆	性平，味甘	归脾、胃经	对肝脏有修复作用	*大豆+红枣=补肝血、行肝气 *大豆+胡萝卜=排肝毒、解肝郁
豆腐	性寒，味甘、咸	归脾、胃、大肠经	清肝火、解肝毒、理肝气	*豆腐+鸡蛋=补肝、养血、滋阴 *豆腐+西红柿=清肝火、排肝毒、开胃
猪肉	性凉，味甘、咸	归脾、胃、肾经	滋养肝阴、顺畅肝气	*猪肉+山楂=养肝消食 *猪肉+枸杞子=滋补肝肾
猪血	性平，味咸	归心、肝经	补益肝血、排除肝毒	*猪血+黑木耳=清肝排毒
猪肝	性温、味甘、苦	归肝经	补益肝脏、补养肝血	*猪肝+洋葱=补肝养血 *猪肝+菠菜=补肝补血
菠菜	性凉，味甘	归肺、胃、大肠经	肃清肝火、疏肝理气、补肝养血	*菠菜+猪肝=保护肝脏 *菠菜+猪血=养血止血
芝麻	性平，味甘	归肝、肾、肺经	增强免疫力及抗病能力，改善肝炎	猪肉+芝麻=养肝润燥 鳕鱼+芝麻=滋养肝阴、补充肝血
醋	性温，味酸、苦	归肝、胃经	平肝散瘀、解毒抑菌	*醋+花生仁=清肝火 *醋+土豆=解毒开胃
蜂蜜	性平，味甘	归肺、脾、大肠经	理肝气、养肝护肝	*蜂蜜+菊花=养肝明目、清肝润燥 *蜂蜜+红枣=补肝养血、健脾理气
枸杞子	性平，味甘	归肝、肾、肺经	补肝血、温肠胃	*枸杞子+菊花=清肝降火、养肝明目 *枸杞子+鸡肉=滋养肝阴、补充肝血
绿豆	性寒，味甘	归心、胃经	增强肝脏的解毒与排毒功能	*绿豆+南瓜=清肝热、解肝毒 *绿豆+莲藕=疏肝利胆
李子	性平，味甘、酸	归肝、脾	泻肝火、理肝气、养护肝脏	*李子+葡萄=养肝护肝 *李子+香蕉=改善慢性肝炎
梨	性凉，味甘	归肺、胃经	促进消化、保护肝脏，是肝炎及肝硬化患者的福音	*梨+银耳=清肝火、润秋燥 *梨+蜂蜜=清热、滋阴
柑橘	性微温，味甘、酸	归肺、胃经	增强肝脏解毒功效	*柑橘+冰糖=强化肝脏的解毒功效 *柑橘+黑木耳=排毒解毒
大蒜	性温，味辛	归脾、胃、肺经	增强肝脏的解毒排毒功效，护肝之功显著	*大蒜+黑木耳=凉血止血 *大蒜+西瓜皮=改善肝硬化

第六章 传统中医保养肝肾

肝、肾不但是维持人体正常运转的重要器官，同时也是人体两条重要经脉——足厥阴肝经和足少阴肾经的经脉所属。并且，它们之间也存在着密切的关系。这关系有多密切呢？肝主疏泄，肾主闭藏。肝的疏泄与肾的闭藏之间，又有互相调节、协同作用的关系。怎么理解呢？如女子月经异常、男子排精有碍，百分之九十以上是肝的疏泄与肾的闭藏之间的关系失调了。那该怎么办呢？别着急，因为这两条经络上有很多调理肝肾功能的灵丹妙药——穴位，多按摩或吃些进补的中药就可以疏通气血、补体泻用、标本兼顾、疗养结合。所以这两个器官一旦出现不适，我认为用传统中医的方法来保养和改善症状是最合适不过了。

足少阴肾经——男人的补肾大药

通过人体经络就可以补肾，这是怎么回事儿呢？还得从一次逛公园说起。有次我到公园看到一位中年男士不停地用手捶着腰我就问他怎么了，他说最近经常腰疼，医生说他肾不太好。出于医生的本能，我就让他脱掉鞋和袜子，将小腿放在长椅上，我顺着肾经的走向给他捋了几分钟小腿，然后问他有什么感觉？他说小腿胀痛。我跟他说，痛就对了，“痛则不通”，说明他的肾确实有毛病。其实，我给他按摩的小腿内侧正是足少阴肾经的循行路线，按摩这条经脉如果能感觉到腰部或腿部有异样，那么就说明此经脉有气血阻塞之嫌，需要及时疏通气血。中医学认为，肾是先天之本，分为“精”和“气”两部分，合称为“精气”。从临床实践而言，肾精与“肾阴”“肾水”是一致的，肾气与肾阳、命门之火等是一致的。肾精是肾气的物质基础，肾气又是肾精补充的重要动力，两者相互依存，完成肾的整体功能。经脉上“气”“血”不畅通了，不能提供给肾足够的“精”和“气”，肾自然会出现不适。

那么，到底该如何利用足少阴肾经补肾呢？别着急，在介绍通过按摩经络补肾之前，我先为大家普及一下关于人体经络的知识。

经络可以说是运行全身气血、联络脏腑形体、沟通上下内外、感应传导信息的通道。其实，经络是贯穿于人体内部的两种脉络：一种称之为“经”，就是“路径”的意思，是人体经脉的主干道，循行于人体深部；一种称之为“络”，就是“网络”的意思，是主干道的分支，深部和浅部都有，纵横交错，网罗全身。经脉和络脉相互沟通联系，将人体所有的脏腑、孔窍等部分紧密地联结成一个统一的有机整体。

经脉包括我们常说的十二正经、奇经八脉，以及附属于十二经脉的十二经别、经筋、皮部等。十二正经分别包括手太阴肺经、手厥阴心包经、手少阴心经、手阳明大肠经、手少阳三焦经、手太阳小肠经、足阳明胃经、足少阳胆经、足太阳膀胱经、足厥阴肝经、足少阳肾经、足太阴脾经，奇经八脉中最主要的三条脉络就是任脉、督脉和冲脉。

经络如此之多，为什么单单足少阴肾经被称为“男人的补肾大药”呢？

●足少阴肾经循行部位

肾经起于足小趾之下，斜行于足心（涌泉穴），出于舟骨粗隆之下的然谷穴，沿内踝后，进入足跟，向上沿小腿内侧后缘，出于腘内侧，直上行于股内侧后缘，通向脊柱（长强穴），属于肾脏，贯穿脊柱，入属肾，络膀胱。

肾脏直行的脉：从肾上行，穿过肝和膈肌，进入肺中，沿喉咙上达舌根两旁。

分支：从左右股内侧后缘大腿根部分出，向前挟阴部两侧，至下腹部，沿腹部中线两侧（距正中线 0.5 寸）挟脐上行，至脐上6寸处斜向上，抵胸部，直到锁骨下（俞府穴）。

肺部支脉：从肺中分出，络于心，注入胸中（膻中穴处），交于手厥阴心包经。

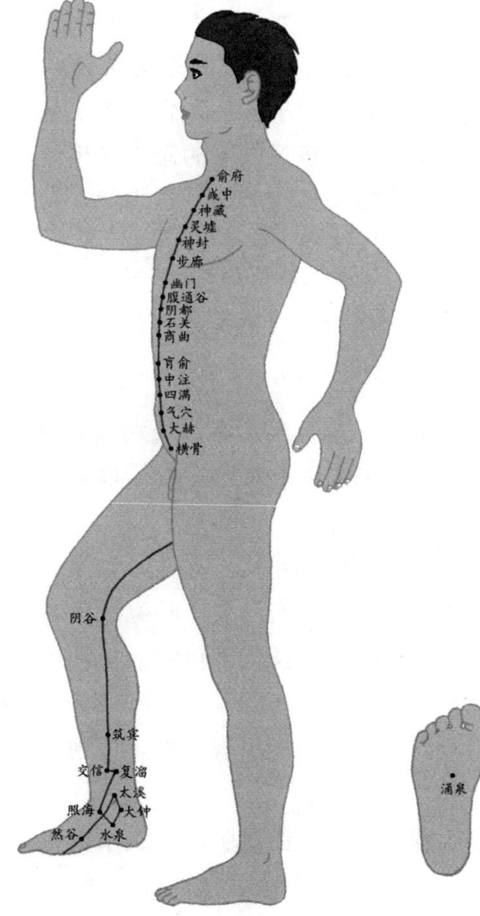

曾有一位患者来找我就诊。他的典型症状就是腰痛，并且连带眼睛视物模糊、耳朵沉（听不清声音）等症状。经过一番检查后，我判断他是由于肾虚引起的一系列不适，于是建议他在服用一些中草药的前提下再配合长期的按摩疗法。主要按摩腿部内侧和腰眼（足少阴肾经唯一穿过脊柱的一段路线），既可以舒活足少阴肾经的气血，又可以舒活督脉（脊柱）的一部分穴位。其主要目的在于增强肾的素质及生理机能，提高抗病能力。过了半年，那位患者又来了，告诉我说，长期坚持按摩，不但治好了他的腰痛病，而且顺带治好了他的脱发。

脱发其实也有一部分原因是肾功能不好的表现，足少阴肾经对于补肾的功效可见一斑。

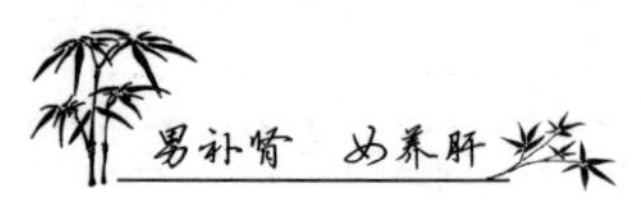

秦医师告诉你 足少阴肾经的功效展示

通过上面的例子足以说明足少阴肾经对于补肾的功效是多么显而易见，在此我就不再赘述了。大家也许听说过经络、穴位有“治近病”和“治远病”的功能，就是人体的一条经脉往往不止对一种病有疗效，比如按摩脚背，也许可以治好膝盖疼，这就是所谓的“治远病”。下面，我再为大家介绍足少阴肾经对于人体其他疾病的疗效。

通过前面的讲述我们得知足少阴肾经起于小趾之下，斜向涌泉穴，从舟骨粗隆下出，然后沿着内踝向上行，途经腿内侧，所以对下肢疾病如足跟痛、关节炎等有较好的改善作用；经脉继续上行，从横骨一直往上走，经大赫、气穴、四满、中注，最后到肓俞，而肓俞正好在神阙穴（肚脐）的旁边。所以从横骨到肓俞之间的穴位均可改善生殖系统、泌尿系统方面的疾病，包括妇科、男科等诸多疾病。在此我要提醒大家的是：缓解这些疾病时，宜采用推腹的手法。推腹的时候，一定要推到肚脐眼以下的耻骨（也就是相当于横骨旁边曲骨穴处），否则没有治疗效果。再往上走，是步廊、神封、灵墟、神藏、彧中、俞府等穴，足少阴肾经这条线上的穴位对支气管、乳腺、心脏方面的疾病都有疗效。

所以，多按摩足少阴肾经的好处多多。

肾经不通畅，人就会出现以下症状：

◎虽然感觉很饿，但并不想吃东西。肾藏精，是先天之本，是元气的根本。人元气不足了，没有力量去消化食物，所以饿了也不想吃，吃了以后反而耗损元气，更加损伤身体。

◎面色发黑，没有光泽。中医认为，肾在五色中属黑，所以，如果人“面如漆柴”，就表明肾有毛病；“咳唾则有血”，即人只要一咳嗽或者吐唾沫，咳出来的东西或者唾沫里边就有血，这多是由于肾精不再收敛血液所导致的。

◎中医认为，肾主纳气，人体的肾精一旦不足，就会出现哮喘，表现为不能深深地吸气、气短等症状。

◎肾经一旦异常，人就会惊恐，总担心或害怕事情的发生，什么事都担心。这是肾虚的表现。

疏通督脉，补益肾气

我们看武侠小说或电影，里边不乏武功盖世的英雄豪杰们。他们的口中经常提到的话就是“打通任、督二脉，你的功力就可以再提高一个层次”“我已经封了你的任、督二脉，你中的毒暂时还不能要了你的命”，等等。任、督二脉对人体的影响到底有多大呢？如果单单对于补益肾气这一功能来讲，督脉确实是起着不可代替的作用。

前面我已提到过，督脉是人体奇经八脉中最重要的一条经脉。“督”，是监管、统帅的意思；“督脉”就是具有监管、统帅作用的一条经脉，换句话说，它是指挥官、领导者。那么它是谁的领导呢？从督脉的循行来看，它主要行走在人体阳气最盛的地方——背部、头面部中央，督脉统督的对象自然而然就是背部之阳及诸阳经，因此，督脉就成了阳脉及全身经脉之海，是十二经的纲领和动力。它是肾气、肾水之通路，主阳，能调节阴阳，主生肾气，交通心肾，充养髓海，又益脑，主生殖功能等，所以被称为“阳脉之海”。

大体来说，督脉有以下3大功能：

第一，调节阳经气血。督脉行于背部正中，多次与手、足三阳经及阳维脉交会，是阳脉之督纲，对全身阳经的气血起到调节作用，故称之为“阳脉之海”。

第二，反映脑、髓和肾的功能。督脉循行于脊柱里，上行入颅脑，并从脊柱内分出属肾。肾生髓，脑为髓海。督脉与脑、髓和肾的功能活动密切相关。

第三，与男子性功能有关。督脉起于脐下，且循行经过阴器，联络肾，故督脉经气的盛衰可影响精室的生理功能。如督脉经气虚衰，可产生阳痿、早泄、精冷不育等病症。

我给大家讲个小故事，相信大家会对督脉的认识会更进一步。在春秋战国时期，有一天名医扁鹊路过虢国。他见到国中百姓都在祈福消灾，便拉住宫中的一位侍卫询问原因。原来是该国的皇太子于半天前死亡，但病因并不明确，只是

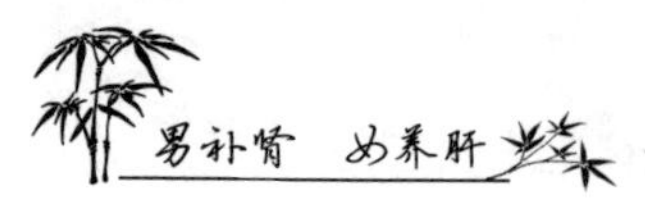

突然昏倒、不省人事。扁鹊通过判断，认为这是皇太子体内的阴气不能向外发散，体外的阳气不能向里回归，气血不能循环，表里不能沟通，上下不能升降造成的一种“假死”现象。他的手放在太子鼻下，果然能感觉到微弱的呼吸，一摸大腿，还是温暖的。于是扁鹊让弟子磨利砭石，取“三阳五会”（即百会穴）针刺，然后灌了些汤药。经过扁鹊的治疗，皇太子最终起死回生。这则小故事里提到的“起死回生穴”，便是督脉上的百会穴。此故事是否真实有待考察，但百会穴的强大作用在我们今天的医疗中仍广泛应用着。

●督脉循行部位

督脉起于胞中，下出会阴，沿脊柱里面上行，至项后风府穴处进入颅内、络脑，并由项沿头部正中线，经头顶、额部、鼻部、上唇，到上唇系带（龈交穴）处。

分支：从脊柱后面分出，属肾。

分支：从小腹内部直上，贯脐中央，上贯心，到喉部，再向上到下颌部，环绕口唇，向上至两眼下部的中央。

百会穴虽然只是督脉众多穴位的一个，但却对全身穴位有统领作用。此外，如果经常按摩后背督脉循行部位，不仅可促进局部血液循环，增强新陈代谢，补益肾气，而且通过点按经络穴位的反射作用，可增强五脏六腑的功能，尤其可增强肾脏的功能。

秦医师告诉你 按督脉补肾气的手法介绍

督脉一旦出现气血异常的情况，人体就会发生以下问题：主要是关于头脑、五官、脊髓及四肢的疾病，如头痛、头风、头重、颈部发硬、头晕耳鸣、眼花、嗜睡、癫痫、腰背僵痛，此外，还会发生手足震颤、抽搐、麻木及中风等。因此，日常我们要注重督脉的养护。那么，我们应该如何利用督脉进行养生呢？

根据督脉的循行路线我们不难看出，督脉在后背的循行路线和人的脊柱几乎是交融的。所以，脊柱健康，阳气得以通畅，人才会健康。当脊柱弯曲不通畅时，阳气的行走也会受到阻碍。脊柱和督脉可谓是相互依存的。多按摩督脉，大多数的功夫下在脊柱上才是根本，才是“擒贼先擒王”的做法。

下面，我就为大家介绍几种按摩督脉的常用手法。

◎**捏脊法：**患者趴在床上，放松身体；施治者将双手的拇指与其余四指分开，两手掌相对夹住患者后背部位脊柱两侧的皮肤和筋膜，先捏捻，后上提。一般情况下捏捻三下、上提一下即可。做的时候可以由患者的尾骶部开始，一直向上推进，直至推到颈部。每天做1次，每次做3～5遍即可。

◎**揉法：**患者趴在床上，放松身体；施治者将手掌贴近患者后背部皮肤，由肩部一直到腰骶部，自上而下沿脊柱及两侧做旋转性按揉。每天做1次，反复做多遍，共做5分钟即可。

◎**擦法：**患者趴在床上，放松身体；施治者两手交替着力，将手掌置于患者骶髂关节处，从上向下推擦。每天做1次，每次反复做多遍，擦至皮肤微红、有温热感为宜。

◎**推抚法：**患者趴在床上，放松身体；施治者两手全掌用力，沿着脊柱正中线从上到下做推擦和抚摸。从颈后一直做到腰骶部位。每天1次，每次反复做多遍，共做3分钟即可。

◎**点按法：**患者趴在床上，放松身体；施治者用手指按压患者脊柱每个棘突的下方，并向脊柱两侧延伸，在与棘突下方平行的高度上进行按压。

肾开窍于耳，按摩耳朵可补肾

耳朵，人人都有的五官之一，古时候被称为“窗笼”“听户”“龙葱”等。双耳位于眼睛的后面，为听觉器官，中医认为它是清阳之气上通之处，兼具平衡功能。在中医学家眼中脏腑的生理与病理反应与双耳有着密切关系，其中，以肾开窍于耳、心寄窍于耳等理论最受关注。

中医所说的“肾主藏精，开窍于耳”，实际上是说人肾的好坏，会通过耳朵表现出来，换句话说，即给耳朵做好养生，会在一定程度上起到保护肾的作用。“耳坚者肾坚，耳薄不坚者肾脆”，耳廓较长、耳垂组织丰满，在一定程度上是肾气旺盛的一种征象。所以，人们常说“耳垂大的人聪明”，是有一定道理的。

据《黄帝内经》记载：“耳者，宗脉之所聚之地。”这便说明耳朵不是一个孤立的器官，它和全身经络及五脏六腑都存在着密切的联系。人体各器官组织在耳廓上都有相应的刺激点，一旦器官组织发生病变，耳上的某个特定部位（中医称之为“穴位”或“反射区”）就会产生一定的变化和反应。因此，当刺激某个耳穴时，就可以诊断和治疗体内相应部位的疾病。刺激耳穴的方法很多，如针灸、按摩、揉捏等都可以。

有一位知名出版社的编辑部主任找我看过病，他每天的工作量很大、任务很多，还经常需要到外地参加各种各样的图书会。作为一个部门的带头人，他好多事儿都必须想在别人的前头，做到前头，才有占领市场主动权的可能性。所以有时候他为了策划一份新选题，经常熬夜到两三点。每天大摞大摞的稿件等着他去阅读、审批。这让他本来就瘦弱的身体变得不堪重负。但他出于对这份工作的喜欢，又不忍心放弃。于是，他来找我，让我给开个方子补补身体。我经过检查后，发现他原来又大又厚的耳垂现在居然变得很小、很薄，很有可能是他的肾气不足。于是建议他多按摩耳垂，并且教给他一套按摩耳垂的方法。

转眼到了年底，我到出版社参加专家审稿会议，又见到了这位“编辑大人”，看到他神采奕奕的样子，就知道他近况不错。他还特意给我敬了酒以示感谢。这让我作为一名医生感到非常欣慰。

在此，以我多年来的行医经验，耳朵的不同形状、颜色、厚度等，能表现出一个人肾的健康程度。

一般来说，耳朵红润而有光泽的人，先天肾精充足、肾气充沛；耳垂小的人，一般来说都是肾精不足、肾气虚弱的表现；相反，耳垂饱满、坚厚的人，则肾精充沛。另外，如果一个人的听力一直都比较好，但在某一阶段内突然出现听力下降、耳鸣等症状，也可能是肾精不足的表现，提示你的肾没有原来健康了。

此外，耳朵还能反映其他疾病,具体表现形式如下：

◎有的人耳朵颜色惨淡发白、毫无血色，并且还特别怕冷，经常手脚冰凉，则多为肾阳不足。

◎有的人耳朵局部（尤其是耳垂）血管过于充盈、扩张，能看到圆圈状，则此人的心肺功能可能存在异常（如冠心病等）。

◎有的人耳朵颜色呈淡白色，多见于风寒感冒者或素体阳气不足者，表现为畏寒。

◎有的人耳朵红肿，则多是“上火”的表现，多半是肝胆火旺或湿热所致。

◎有的人耳廓干枯焦黑，则说明此人体内的阴液已严重耗损，多半处于传染病后期或是糖尿病患者。

◎有的人耳朵的某些局部呈点状或片状红晕、黯红、黯灰等，则说明此人很有可能患有胃炎、胃及十二指肠溃疡等消化系统疾病。

◎有的人耳朵局部有结节状或条索状隆起、点状凹陷，而且没有光泽，则说明此人多半患有慢性器质性疾病，如肝硬化、肿瘤等。

◎有的人耳朵局部血管过于充盈、扩张，且明显可见圆圈状、条段样等，说明此人患有冠心病、哮喘等心肺疾病。

◎有的人耳内流脓，且伴有耳部红肿热痛，听力也明显下降，则此人多半患有中耳炎。

当然，这只是我在临床实践后总结出来的一些很具有代表性的症状，如果你怀疑自己有某方面的疾病，最好到医院检查、确诊。

秦医师告诉你　按摩耳朵的方法与技巧

上文说得挺热闹，但到底怎么按摩耳朵呢？按摩到什么程度算到位？一般要坚持多久？等等，你一定还有很多疑问吧？别着急，下面我就具体为大家介绍一下按摩耳朵的方法，一般来说穴位按摩都需要长期坚持才会起到效果。

◎**方法一：扫外耳**。双手把耳朵由后向前扫，这时会听到“嚓嚓”的声音。每次20下，每日数次，只要长期坚持，必能强肾健身。

◎**方法二：拉耳屏**。双手食指放耳屏内侧后，用食指、拇指提拉耳屏，自内向外提拉，力度由轻到重，牵拉的力量以不感疼痛为限，每次3～5分钟。此法不但可以强肾，可并治头痛、头昏、耳鸣等。

◎**方法三：摩全耳**。双手掌心摩擦发热后，向后按摩腹面（即耳正面），再向前反复按摩背面，反复按摩5～6次。此法可疏通经络，对肾脏及全身脏器均有保健作用。

◎**方法四：鸣天鼓**。两掌分别紧贴于耳部，掌心将耳盖严，用拇指和小指固定，其余三指一起或分指交错叩击头后枕骨部，即脑户、风府、哑门等穴，耳朵里能听到“咚咚”鸣响，如击鼓声。该方法可作为日常养生保健之法来每日练习，可起到强肾健脾的功效。

◎**方法五：摩耳轮**。双手握空拳，以拇指、食指沿耳轮上下来回推摩，直至耳轮充血发热。此法有健脑、强肾、聪耳、明目的功效。

◎**方法六：拔双耳**。两食指伸直，分别插入两耳孔，旋转180°。往复3次后，立即拔出，耳中会“叭叭”鸣响。一般拔3～6次。此法可促使听觉灵敏，并有健脑之功。

◎**捏提耳尖**：用双手拇指和食指捏住耳尖，一面捏揉，一面往外摩擦牵拉，拇指、食指离开所捏部位对应耳缘时，耳廓则弹回原位。如此牵拉按摩81次，以耳尖局部发红、发热为宜。

◎**捏揉耳廓**：用拇指和食指的指腹部捏住耳廓的局部，对称性用力小幅度进行捏挤、提捻刺激。

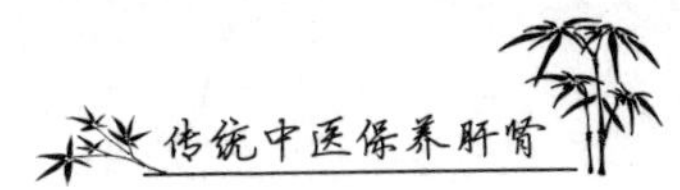

常按足三里，以后天补先天

有一次一个八岁的小男孩来就诊，跟他的妈妈询问过孩子的情况后，我诊断他是有点儿脾胃虚弱，就问他妈妈孩子从小胃口怎么样，没想到这个小男孩脱口而出地问我："医生，我是先天性胃病吗？"我都被他问得愣住了，怎么突然就冒出个"先天性"来？后来他妈妈给我解释，原来他还有个哥哥，是先天性心脏病，孩子一听我问他"从小"胃口怎么样，就敏感了。不过，通过这个小男孩的话我们也能探寻出一些知识点，就是何谓"先天"？何谓"后天"？一般来说，人体之气分为先天、后天两种。人们所说的"元气"大都是指人的先天之气，它是人的生命之气，是父母给予你的。后天之气，是通过各种消耗所剩余的元气。人的体质也有先天和后天之分。先天体质弱，则说明父母给予的元气不足，那就需要在以后的生活中慢慢补了。

对于先天肾气不足的人来说，足三里是味最好的"补药"。大家知道，肾有先天之本，还有一个后天之本，就是脾胃，通过补脾胃可以间接补充肾中的精气，说到这里，就不得不提足三里穴了。足三里作为足阳明胃经之合穴，常被用于艾灸和按压，不但可以补脾健胃，促使食物尽快消化吸收，增强人体免疫功能，还可以缓解疲劳等。

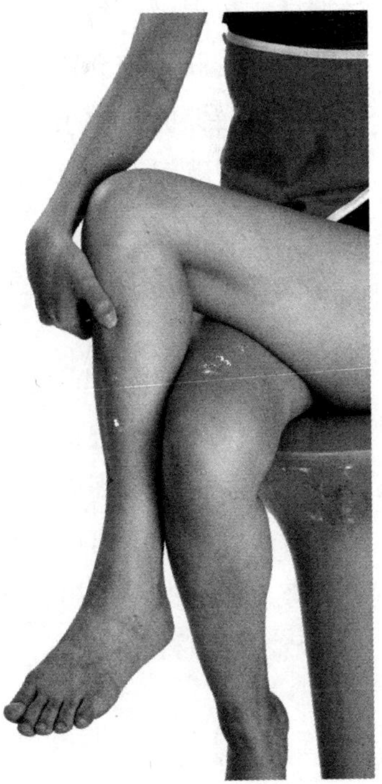

古书记载：（足三里）位于小腿前外侧，在犊鼻下3 寸，距胫骨前缘1 横指（中指）处。在这里，我教大家一个简便取穴的方法：坐在椅子上，使两条小腿与地面垂直，两条大腿与小腿垂直，用掌心盖住膝盖，无名指所指的位置就是足三里穴的位置（见右图）。

秦医师告诉你 如何艾灸、按压足三里

足三里是强身健体的大穴，也是人体“四大要穴”（合谷、委中、足三里、列缺）之一，在临床应用上特别广泛。刺激足三里穴，不但有健脾和胃、通经活络的功效，还可以治疗头面部（五官）病症，如视物模糊、鼻塞、耳鸣等。其最常用的中医手法就是艾灸和按压。但如果掌握不好位置、力度等，轻则起不到效果，重则会加重病情。所以，我介绍给大家方法后，一定要在专人的指导下进行，或者经专人培训后进行。否则，最好到医院请医生帮忙。

艾灸足三里的方法

将艾绒捏成麦粒或黄豆大小的圆锥体艾炷，底面朝下置于穴位上，从顶尖点着，当艾炷将要燃尽、皮肤感到灼热的时候，迅速将其掐灭，同时左手按揉穴位周围。每次3～5炷，每日一次，以一周或十余日为一个阶段。初灸之后，皮肤局部会逐渐变黑、变硬、结痂，再灸就在硬痂上施灸。如果有水泡也不必惊慌，效果会更好。水泡较小者可待其自然吸收；水泡较大者可用消毒针刺破放出水液，然后涂以甲紫，等结痂后再灸。

按压足三里的方法

足三里的“里”通“理”，就是管理、调理的意思。“足三”指可以通过这个穴对身体进行上中下的调理，即理上、理中、理下。胃处在肚腹的上部，胃胀、胃脘疼痛的时候就要“理上”，按压足三里的时候要同时往上方使劲；腹部正中出现不适，也就是脐周出现疼痛，主要是大小肠的病变，就需要“理中”，只用往内按足三里就行了；小腹在肚腹的下部，小腹疼痛主要是一些妇科的腹痛，得在按住足三里的同时往下方使劲，这叫“理下”。

常按太溪为肾脏添活力

“肾是人的先天之本”，这已经是众所周知的了，但我今天要说的是：肾还是人体的元气之源，人体的元阴和元阳都来源于它。肾好比大树的根，枝叶虽枯，但根若不枯死，则说明树还有活的希望。其实提到肾，就不能不提太溪穴。太溪穴是肾经的原穴，具有“决生死，处百病”之独特的功能，是汇聚肾经元气的“长江”。所以，我们常称太溪穴为“回阳九穴之一”，它具有极高的回阳救逆之功。古代就有很多医家面对垂危的病人时用这个穴“补肾气、断生死”，即如果在这个穴位上能摸到跳动的动脉，说明病人肾气未竭，还可救治。现在我在临床上也经常用此穴诊断病人的肾脏功能。

我曾经治疗过这样一位病人。他曾是摄影行业的领军人物，但到了老年后，患有半身不遂，生活基本不能自理。由于大小便不方便，经常憋尿，久而久之便出现了有尿排不出。找我看病时，他脸憋得通红，经家属介绍我才了解到实情。我查看了他的病情后，觉得要想治好他的病，关键得先给他把尿排出去。于是，我找到他的太溪穴进行按摩，不一会儿患者的尿液便从导尿管中流出，按摩停止，尿液也停止了。后来我将此法教给了患者的家属，叮嘱他们当患者再度出现同样症状时，便可施行此方。

太溪位于足内侧，内踝后方与脚跟骨筋腱之间的凹陷处。也就是说，人体共有两个太溪穴，在脚的内踝与跟腱之间的凹陷处（见右图）。

秦医师告诉你 按揉太溪可治疗肾虚引起的连带疾病

调理足跟痛

人走路多了会足跟痛，但你知道吗？如果肾不好，也会导致足跟痛。所以，足跟痛有时候不是单纯的脚上的病，其实也是肾虚的一种表现。肾虚引起的足跟痛多是因为太溪穴不通了，此时如果能多按揉太溪穴，顺着太溪穴把肾经的气血引到涌泉穴就会缓解疼痛。这是因为太溪穴被激活了，新鲜血液就会把瘀血冲散吸收，然后再循环带走。如果好血把瘀血冲散，足跟自然就不痛了。

改善手脚冰冷

我们常听到老人的叨叨：“你衣服穿那么少，难怪你手脚那么凉呢！”其实，手脚冰冷是由很多原因引起的，不仅仅是衣服穿得少那么简单。众多原因中就有一种是由于肾阳虚导致的。肾阳为一身之元阳，元阳亏虚，不能温煦四肢百骸，所以才会出现手脚冰冷的现象。手脚冰冷者在冬季会显得尤为突出。因此，我建议有此症状的患者在睡觉前刺激太溪穴，在每天反复刺激之下，症状会渐渐好转的。另外，有此症状的患者还可以在白天将白米粒贴在太溪穴上，这样就可以长时间、均衡地对太溪穴进行刺激，促进此穴位血液畅通。

治疗慢性肾病

人的好多慢性病都是由于脚下受凉、饮食不节等不良生活习惯造成的。如果经常用手指压太溪穴，不仅对下肢浮肿等症状有效，还对绝大多数肾脏疾病（如肾虚、慢性肾功能不全、慢性肾炎、糖尿病性肾病等）有效，特别是对患有慢性肾病，同时表现出腰酸腿冷、浑身乏力的患者，效果最为明显。

按揉照海降肾火

有一次我做讲座，问大家一个问题："一个人有嗓子干燥、鼻子不通、牙疼齿痛、大便干燥等症状，你们说他是什么病？"下边好多人异口同声地说："上火。""那么，所有人上的火都是一样的吗？"下边的人面面相觑，没人说话了。其实，"上火"是中医术语，是指机体阴阳失衡后的内热证，"火"就是指体内的一些内热症状，常见的火有心火、肝火、肺火、胃火、胆火、小肠火、大肠火、肾火等。所以，要想"去火"，关键是要对症下药，先分清上的是什么火，然后有针对性地消除体内的内热症状。

上火又分为虚火和实火。虚火一般是指阴虚而导致火盛的病理现象，而实火既有外感所致，也有脏腑失调所致。虚火要补，实火要泻。好多人虽然知道自己上火了，但由于不能严格区分是什么火，所以导致越降火越大的现象。对于肾火来说，我要告诉大家：所有肾火都是虚火。这是因为肾火一般都是由肾阴虚引起的，所以没有实火。肾上火了，主要表现是头晕目眩、耳鸣耳聋、腰腿酸痛、失眠健忘、脱发等。

我有一位患者是某IT公司的高级工程师，工作压力非常大。前段时间为了研发某软件连续熬了1个月还是没有任何进展，于是他开始头晕、失眠。有一天凌晨1点往急诊室打电话，那天刚好赶上我值夜班，电话那边的声音沙哑而疲惫，说他睡不着觉，第二天还有个重要会议要参加，请我为他想个好办法能尽快缓解一下症状。我问了他具体的情况，他说嗓子干痛、沙哑，失眠，头痛、头晕。听完他的诉说后，我判断他是肾火太大了，于是让他坐在床上，把两只脚心对齐，让他找到内踝下的一个小坑，然后用力往下摁，摁10分钟左右看下效果。并且告诉他摁的时候一定不要说话，等嘴里有津液出现的时候一定要把它咽下去。他挂了电话照着我的吩咐去做了。第二天中午，他兴高采烈地往急诊室打电话，声称要感谢我，说这招果然管用，他睡了个好觉，今天开会思路清晰，很成功。但接电话的不是我，此话也是后来同事转达的，我仍然为该患者感到高兴。

照海穴的具体位置在哪里呢？本穴位于足内侧，在内踝下方凹陷处。

秦医师告诉你 照海穴的治病原理与主治疾病

也许好多读者都会这样问我：上面讲的事例是真的吗？为什么嗓子痛、失眠点揉照海穴会有如此好的效果呢？

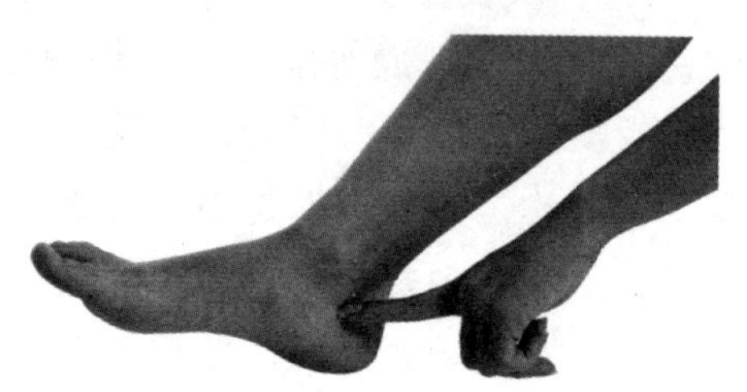

照海穴，照，意为照射，海，意为大水，“照海”顾名思义指肾经经水在此大量蒸发。孙思邈在《备急千金要方》里称此穴为“漏阴”，就是说这个穴位出了问题，人的肾水减少了，会造成肾阴亏虚，引起虚火上升。所以此穴具有滋肾清热、通调三焦的功效，既可以补益，又可以清热，缓解上火之类的热证是其本职工作。

另外，照海穴属足少阴肾经，是八脉要穴之一，通阴跷脉，所以点揉这个穴位既可以调理阴跷脉又可以调理肾经，可谓一举两得。

因此，当你感到胸口闷得不舒服、嗓子干痛难耐、声音嘶哑发不出声的时候，甚至得了慢性咽炎，都可以用重手法按一按这个穴，既有滋肾清热的功效，还能让身体的三焦功能顺畅起来。

值得提醒大家的是：按揉照海穴时，感到按压处酸、麻、胀就可以了，不要为了尽快收到效果而太用力，也不可以因为怕疼而不使劲，那样也是起不到按摩效果的。按摩的时间不易太长，每天1次，每次5～10分钟即可。

此穴具有以下功效：

◎滋阴清热：头目昏沉，咽喉干痛，口噤，目赤肿痛，小便频数，尿黄，淋沥不禁。

◎调经止痛：月经不调，痛经，赤白带下，阴挺，阴痒，难产，产后恶露不下，产后腹痛。

◎调情志：惊恐不宁，不寐，精神忧郁。

◎其他：咳嗽，哮喘，痰多，咯血，饥不欲食，便秘。

敲打涌泉强壮肾气

大家都知道，人的脚底有很多穴位，其中就有涌泉穴。这个穴是人体肾经上面最重要的穴，肾血在这个地方是很充足的，一旦受凉，肾精不足，就会导致无精打采、体质减弱，防病能力明显降低。俗话说：若要老人安，涌泉常温暖。可见涌泉穴对人体的重要性。

有天下班回家，看到邻居王大爷提着一个塑料袋子，慢吞吞地走在我前面。我赶紧走几步追上去打招呼，可却看到了一张憔悴的脸。一向帅气、穿着时尚的王大爷这是怎么了？两个月没见脸色变得如此之差？他叹了一口气说，自从入冬后就经常闹病，每次流感都得开个头、扫个尾，体质差到了极点。这不，刚从药店回来，买了不少补养品，想好好补一补。我仔细打量了一下王大爷，发现在数九寒天的冬天，他只穿了一双单皮鞋。我就说："大爷呀，难怪你的体质变差了，你的脚底受凉了。"

涌泉是足少阴肾经的起始穴位，对改善肾功能有奇效。《黄帝内经》中说："肾出于涌泉，涌泉者足心也。"据《保生密要》介绍："临卧时，摩擦足心（涌泉），曲一足而侧卧，精自固矣。"另《万寿丹书》也指出：两足涌泉穴搓热，治"夜梦遗精"有奇效。这一切足以说明按摩涌泉穴具有益肾壮阳、封精固泄、强壮筋骨、益精填髓等作用。所以，涌泉可谓是补益肾气的灵丹妙药。

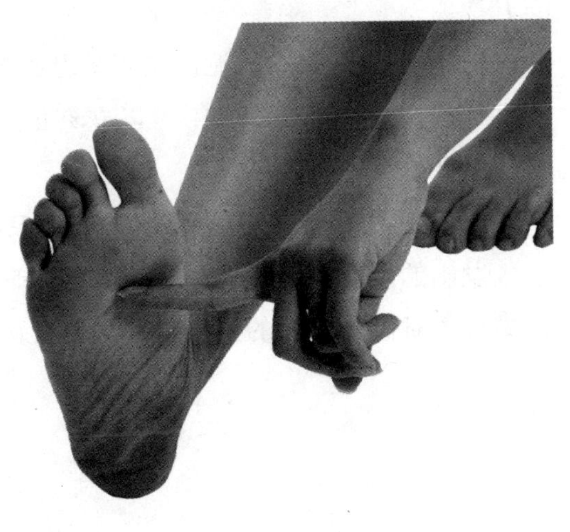

那么，涌泉穴在人体的哪个部位呢？其实，涌泉穴的位置很好找，它"藏"在我们的足底部，当我们将脚心弯曲时，前掌心会有一个凹陷处，那里就是涌泉穴（见右图）。

传统中医保养肝肾

秦医师告诉你 敲打涌泉百病除，必要时候配药敷

涌泉的位置是人体所有的穴位中位置最低的。根据“上病下取”的原则，所以本穴可治疗头面五官疾患。对于因肝阳上亢所导致的头痛、眩晕，阴虚火旺的咽喉疼痛、癔病性失语等症疗效显著。根据“脏病取井”的原则，涌泉穴又是治疗昏迷、休克、中风、中暑、小儿惊风等神志病症的急救要穴。“肾为先天之本，内藏元阴元阳，精之所舍，胞之所系”，所以涌泉穴还可以治疗各脏腑上的疾病，但以泌尿生殖系统疾病为主。

涌泉穴相当于足底疗法的肾上腺反射区，所以敲打涌泉穴可以刺激肾上腺素的分泌。肾上腺素与心脑血管及血压关系密切。按摩、敲打涌泉穴能够引气血下行，可治疗高血压、鼻出血、头目胀痛、哮喘等气血上逆的症状。

我要提醒大家的是：此穴如果只想用按摩法，则有个前提，就是稍用力按摩此穴，以痛感明显为宜。若已经用了很大的力量按压而痛感不明显，或者此穴位处皮肤无弹性，一按便深陷不起，这种情况不可再用按摩法，否则会使肾气更为虚弱，可选用敷药法治疗。

根据不同疾病敷以不同的药物于涌泉穴治疗效果更好。比如高血压患者可取中药吴茱萸25克研末，以醋调成糊状，睡前敷于两足心涌泉穴，用纱布包裹。通常20小时左右后血压开始下降，并且有持续效果。重症者可多用几次。

鼻出血则敷大蒜泥，左侧鼻出血敷左足心，右侧鼻出血敷右足心，两鼻孔都出血则两足心都贴，可以立刻止血。此外，这种方法还可醒神通窍，治疗慢性鼻炎等。

最后，再次提醒大家，虽然涌泉使用时十分安全，但由于它是人体肾气发出的地方，对人体整个精气的供应有着不可替代的作用。所以，按摩、敲打的时候，手指的力度要适中，要由轻到重，切记不可使用暴力。

补肾常选中药材

●补肾养肾药

药物名称	性味	归经	功用	主　　治
生地黄	甘、苦，寒	入肾、心，肝经	清热凉血，滋阴生津，滋补肾水	肾阴虚内热，男子五劳七伤，女子胞漏下血
紫河车	甘、咸，温	入肾、肺、肝经	补气，养血，益精	肾气不足，精血衰少所致的不孕，阳痿、遗精、腰酸、头晕，耳鸣等
熟地黄	甘，微温	入肾、肝经	滋阴补血，益精填髓	肝肾精血双亏，腰膝酸软，盗汗遗精，头晕目眩
石斛	甘，微寒	入肾、胃经	养阴明目，强经健骨	肾阴不足，阴虚津亏，咽喉干痛，肝肾不足，腰膝无力
桑寄生	苦、平	入肾、肝经	补益肝肾，强壮筋骨，养血安胎	肝肾不足，精血亏虚，筋骨无力，冲任不固，习惯性流产
枸杞子	甘，平	入肾，肝经	补肾益精，养肝明目，润肺止咳	肾虚精极，遗精滑泄，腰膝酸痛，肝肾不足，视物昏花，头晕目眩，肺肾阴虚
桑葚	甘，寒	入肾、心、肝经	补肝益肾	肝肾不足，阴血亏虚，腰膝酸软，目暗昏花，须发早白

●温肾助阳药

药物名称	性味	归经	功用	主　　治
肉桂	辛、甘，热	入肾、脾、心、肝经	补火助阳，散寒止痛，温经通络	肾阳不足，阳痿宫冷，腰膝酸软，头晕目眩，形寒肢冷，闭经痛经
五加皮	辛、苦，温	入肾、肝经	补肝肾，强筋骨，利水消肿	肝肾不足，腰膝酸软，小儿行迟，水肿，脚气
蛇床子	辛、苦，温	入肾经	温肾壮阳，燥湿杀虫，祛风止痒	腰膝酸软，形寒肢冷，阳痿，水肿
九香虫	咸，温	入肾、脾、肝经	温肾助阳，理气止痛	肾阳不足，阳痿，腰膝酸痛，肝胃气痛，脘腹胀闷

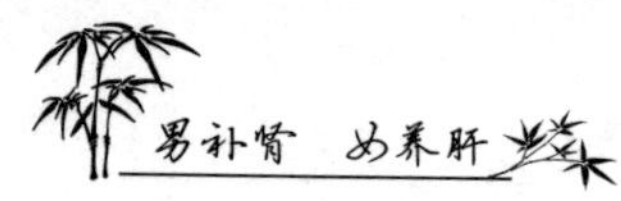

药物名称	性味	归经	功用	主　治
巴戟天	辛、甘，温	入肾、肝经	补肾助阳，强筋健骨，祛风除湿	肾阳不足，阳痿遗精，宫冷不孕，腰膝冷痛，肾虚骨痿，步履困难
肉苁蓉	甘，咸，温	入肾、大肠经	补肾益精	肾阳不足，精血亏虚，阳痿早泄，筋骨无力
仙茅	辛，热，有毒	入肾经	补肾助阳，强筋健骨，祛寒除湿	肾阳不足，命门火衰，阳痿精寒，遗尿尿频，脾肾阳虚，腹痛冷泻
淫羊藿	辛、甘，温	入肾、肝经	补肾壮阳，强筋健骨，祛风除湿	肾阳不足，阳痿遗精，遗尿尿频，肝肾不足，筋骨痿软

●固肾药

药物名称	性味	归经	功用	主　治
五味子	酸，温	入肾，心、肺经	敛肺滋肾，涩精止泻，生津敛汗	肾虚遗精，久泻不止，自汗、盗汗，久咳虚喘
桑螵蛸	甘，咸，平	入肾、肝经	补肾助阳，固精缩尿	命门火衰，下元虚冷，遗精，滑精，遗尿，尿频
覆盆子	甘、酸，微温	入肾、肝经	补肾固精，缩尿止遗	肾虚阳痿，遗精，滑精，遗尿，尿频
芡实	甘、涩，平	入肾、脾经	益肾固精，健脾止泻，收敛止带	肾虚遗精，小便不禁，脾虚泄泻，白带白浊
金樱子	酸、涩，平	入肾、膀胱、大肠经	固精缩尿，涩肠止泻	肾虚精关不固，遗精，滑精，遗尿，尿频，白带过多
莲子	甘、涩，平	入脾、肾、心经	补脾养心，益肾固涩	心烦失眠，脾虚久泻，大便溏泄，久痢，腰疼，男子遗精，女子赤白带下
白果	苦、甘、涩，平，有小毒	入心、肺、脾经	活血养心，敛肺涩肠，益肾滋阴	哮喘痰嗽，带下白浊，小便频数，遗尿，遗精
山药	甘，平	入脾、肺、肾经	健脾补肺，固肾益精	脾虚食少，泄泻便溏，白带过多
核桃仁	甘，温	入肾、肺、大肠经	补肾固精，养心温肺，润肠通便	肾阳虚衰，腰痛脚弱，小便频数；肺肾不足，虚寒喘咳，肺虚久咳、气喘；肠燥便秘

女人养肝这边看

足厥阴肝经——女人的养肝大药

如果说男人以养肾为本，那么女人则以养肝为先天。女性如果肝血不足，很容易引起月经不调，首先表现为月经提前或推后、量少、颜色淡等，如果肝血缺失严重，还会导致闭经。这绝对不是危言耸听，我就曾接诊过好多因肝血不足导致闭经的女性。中医认为，肝在月经的化生和量的调节方面起着很重要的作用，肝的藏血与疏泄功能调整着血海的蓄溢有常，才能令月经如期而至。

出现肝血不足的原因有很多，最主要的是体内的血液不充盈、经络不通或腹部受凉等所致。尤其是女性，要经历月经、怀孕、生产等一系列过程，更容易导致肝血缺失。那么，经络调理时应该从补肝养血方面入手。

所有经络中，足厥阴肝经是调养肝血最重要的经脉。肝主宗筋，宗就是祖宗的“宗”，传宗接代的“宗”，筋是人体的大筋，宗筋就是指男性的生殖器。从肝经的经穴走向，我们知道肝的经脉绕前阴，抵达小腹部，夹胃贯膈布胁肋，经过乳头向上抵达头顶，所以，肝与前阴、少腹、乳房、胃等有着密切的生理关系。肝气的疏泄和肝血的盈缺状况直接影响着乳汁的通调、少腹气血的调匀，以及阴部肌肤毛际的充养。

有次我正在门诊出诊，从外边进来一对夫妻。男士自顾自话，女士则愁眉不展。听他们话的意思，无非是些鸡毛蒜皮的家务事。女性在我面前坐下后，也是唯唯诺诺地不敢大声说话。我问她哪里不舒服，她轻声说肚子里边疼，胃不舒服，吃不下饭。我让她躺下给她按压一下发现，根本不是肚子疼，是右侧的肝按压有痛感。我问她是不是经常生气，她看了一眼旁边的男人，然后轻轻地点了点头。男人说她不爱说话，有什么事儿就憋着，自己生闷气，男人是个急性子，还爱唠叨，所以就形成了他们夫妻间这种特有的交流模式。通过问诊，我诊断这位女性是肝的疏泄功能出了问题，根据她的病症开了对症治疗的药方后，建议她回去每天多按摩足厥阴肝经上的几个重要穴位。

那么，足厥阴肝经上到底有哪些重要穴位，又是怎么循行的呢？

●足厥阴肝经的循行部位

肝经起于足大趾爪甲后丛毛处，下至足大趾外侧端（大敦穴），沿足背向上，至内踝前1寸处的中封穴，向上沿胫骨内侧前缘，在内踝上8寸处交出足太阴脾经之后，上行过膝内侧，沿大腿内侧中线进入阴毛中，绕阴器，抵少腹，上行至章门穴，循行至期门穴入腹，挟胃两旁，属肝，络胆。向上穿过膈肌，分布于胁肋部，沿喉咙之后，向上进入鼻咽部，上行连于目系，出于额，直达头顶部，与督脉交会于巅顶百会穴。

分支：从目系分出，下行于颊里，环绕在口唇之内。

分支：从肝分出，穿过膈肌，向上注入肺中，交于手太阴肺经。

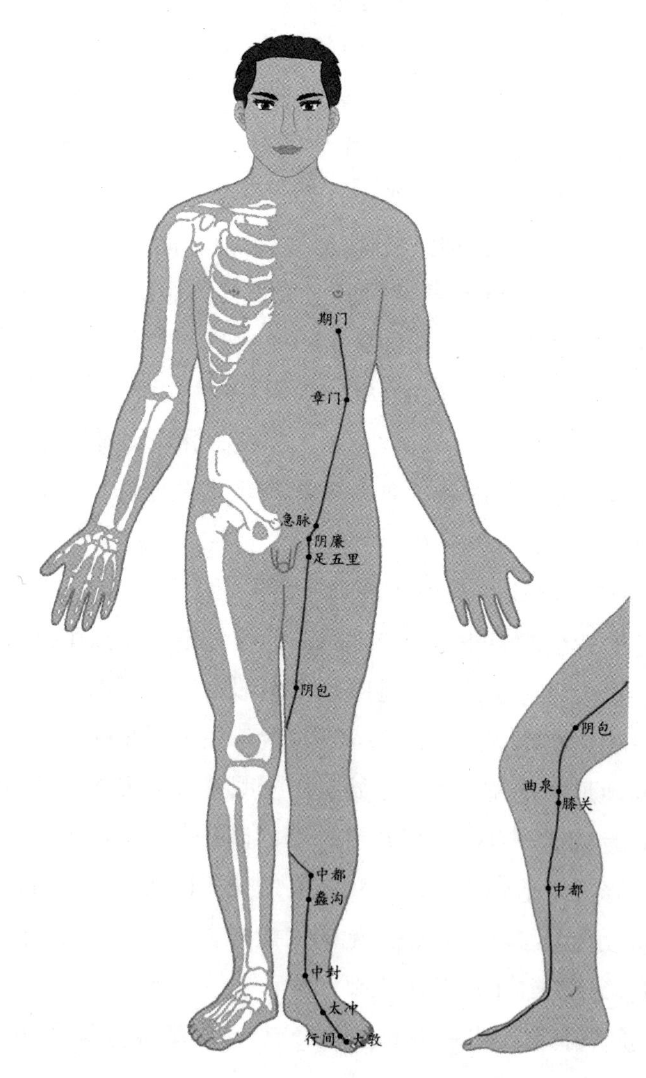

秦医师告诉你 肝经供血不足宜导致的其他疾病

足厥阴肝经对人体有着至关重要的作用，一旦发生异常（如有哪个穴位不通等），身体就会呈现出各种不适的症状，如脸色不佳、腰痛、焦躁、缺乏决断力等。肝血如果不足，对于女性来说后果尤其严重，因为女人的一生几乎都在和血打交道，月经、怀孕、生产、哺乳等，都需要大量的血来支撑。所以，我总结了几种女性常见的因肝血不足导致的疾病和症状，供大家参考。

我们已经知道肝主疏泄，这与情志必不可分。也就是说，如果肝经是通畅的，肝的功能就会非常正常，人就会感到愉悦、舒服。所以，人的情志和精神状态，主要是由肝来主导和决定的。人刚开始生气的时候，通常是右边肝疼，那是肝气淤滞住了、不通畅了，再生气就吃不下饭了，这就叫木克土。五行之中，肝属木，中央脾胃属土，肝气不畅，脾胃就会受到影响，出现不想吃饭的症状。

有的人平常的脸色苍白没有血色，经常感到胸口闷，郁郁寡欢，动不动就叹气，如果遇到突发事件则四肢抽动，也许会晕倒。有此症状是因为血液不足以滋养肝脏而形成了血虚肝郁证，要多按揉足厥阴肝经且搭配口服逍遥散。如果血虚证拖的时间太长而没有医治好，就会加重成为肝阴虚证。

肝阴虚证继续加重，就会出现急躁易怒、头胀头痛、头晕目眩、失眠多梦、耳鸣等症状，这是肝阳上亢证的典型表现。医治时应注重养血滋阴、平肝潜阳。

肝血不足如果得不到及时治疗，还可以导致肾精亏虚，出现眩晕、耳鸣、腰膝酸软、脱发、掉牙齿等症状，女性可导致不孕等肝肾亏损之证，应及时补益肝肾、养血填精。

前边我已经说过“肝藏血”“人卧则血归于肝”。如果熬夜太晚，丑时（晚上1～3点）不能入睡，肝脏还在输出能量支持人的思维和行动，就无法完成新陈代谢。所以，这类人往往面色青灰、情志懈怠、脸色晦黯长斑，也是肝脏代谢不好的表现。宜多按揉足厥阴肝经及其所属的多个穴位。

常按太冲降肝火

你有没有发现这样的事：原本性情温和的某个人，突然在一个阶段内脾气特别大，暴躁到了和以前判若两人的程度。之所以这样，原因是肝火旺。肝火旺，常表现为口干舌燥、头晕、易怒、失眠、烦躁、腰痛、舌苔增厚等。肝火的产生是因为肝气上升，肝脏的排泄功能得不到疏发，导致肝气淤积。所以，一定要把肝这个解毒工厂建设好、经营好，人才不会得病。那么，如何才能使得我们的脾气平静下来呢？我给大家强烈推荐一个疗效好的穴位——太冲穴。太冲穴是我们身体当中足厥阴肝经的原穴，它是整条肝经当中最为重要的一个穴位，可以疏肝理气、平肝降逆，能有效地养护我们的肝，从而抑制肝火的过度上升，可以把人体郁结的气最大限度地冲出去，使得我们的脾气变得平稳。所以也有人把太冲穴亲切地比作“人体的出气筒”。

有这样一个通过按摩太冲穴降肝火的例子。邻居家的女儿从事某公司的文员工作，一向性格温顺，有天我突然听到她在楼道和她妈妈吵架，咋回事儿呢？出去一问才知道，女儿所在的公司大、人多，每天光为这几百号人服务了，除了有大量的文字等着她录入、整理外，还得为这些人饮水机换水、订饭、发送办公用品，等等，她忙得焦头烂额。这不前几天过年开年会，会场布置、灯光、服装全都归她调配。随着工作的进展，她的脾气也越来越大了，还出现了腰痛、头晕等症，刚才娘儿俩正为要不要去医院吵架呢。我安慰了娘儿俩几句，女儿下楼去了，我趁机对老邻居说出了我的判断：她女儿一向温顺，突然变得脾气暴躁，是工作压力太大了，每天处理那么多杂事心情也不好，导致了肝火上升。建议她每天睡觉前先泡泡脚，然后按摩太冲穴10分钟左右，同时也可以搭配按摩涌泉、太溪等穴，慢慢她的脾气就下去了。老邻居按照我的方法去做了后，过了一个月，她女儿果然又变得和以前一样性格温顺了。

太冲穴在大脚趾缝往脚背上4厘米处，也可以在脚背上大脚趾与二脚趾结合的地方向脚腕脖子方向推，推到两个骨头连接的尽头就是太冲穴。

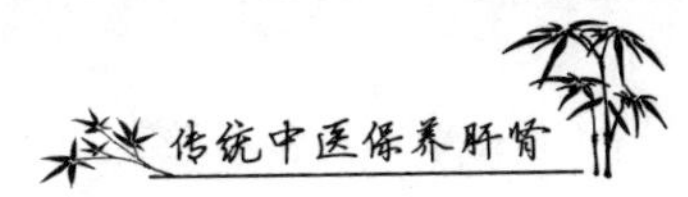

秦医师告诉你 太冲穴的其他功能与主治

常按太冲穴不但可以祛肝火，还有治疗其他疾病的功能。下面我为大家总结一下，在日常生活中能用的到。

◎太冲穴可以治疗咽喉疼痛、胃腹胀满、腹部疼痛、腰背疼痛等病症。有此疗效其实也和祛肝火的功能联系在一起的。肝火大了，人就容易得咽喉疼痛、腰背疼痛等疾病。

◎西医上所说的“三高”已经是当前大多数老年人和一部分年轻人挥之不去的“噩梦”了，这种由于代谢失调引起的代谢病，目前还没有哪种药可以治愈。但如果经常性地按摩太冲穴，则会对代谢系统的疾病有一定的预防和改善作用。

◎太冲穴对神经系统的疾病也有一定的预防作用，这就是利用穴位理论中“上病下治”的原理。

◎感冒被好多人称为“顽疾”，这并不是说它有多恐怖，而是一旦感冒，喝什么药都无法一下子将其治好，等过了1周左右，它其实是可以不治而愈的。但如果感冒严重且出现流涕、咽痛、周身不适等症状时，可通过按摩太冲穴来减轻感冒所致的不适，甚至可以使感冒提前结束。

◎大多数女性都遭遇过痛经的苦恼，别急，以后痛经时多按揉一下太冲穴，或者月经来的前三四天就开始按摩，就可以很好地疏通肝气郁滞，从而实现缓解痛经的目的。

◎如果我说太冲穴还可以预防肿瘤的发生，你会不会忍俊不禁？其实，人生气的时候，会阻碍气血正常运行，使血液循环减缓，这样很容易在体内郁结成块，这就导致了肿瘤的形成。而太冲穴正好可以调节情绪，所以说太冲穴有此功效也不为过分。

太冲穴作用范围极广，但是按摩太冲穴时却并非易事，按摩不得当很可能会大大降低它的功效。首先，我们的手指不太使得上劲，因此可以改用指关节向下稍稍用力。同时，我提醒大家掌握好按摩的方向：是从太冲到行间的位置。每次按摩3～5分钟，两边的太冲穴都要按。

常按肝俞穴，为肝脏补充元气

肝俞也称作“肝腧”，属足太阳膀胱经，是肝的背俞穴。本穴内应肝脏，是肝气在人体背部输注、转输之处，是肝的元气在身体背部汇聚而成的“水潭”，故而得名。肝俞能补髓壮筋骨，所以，是养肝不可缺少的要穴。

曾有这样一位患者来找我就诊：她有二十八九岁的样子，戴着一副厚厚的大眼镜。她说最近腰酸背痛的厉害，让我给诊治一下。我让她趴在病床上给她按压了一下背部，只有按压到肝俞穴的位置时她说疼，可见她肝穴不通，再看她虽然年轻但黯淡的脸色、虽然个子挺高但驼着的背，我就诊断出了她的病症所在。又通过询问，得知她是一名出版社的编辑，每天案牍劳形，再加上坐姿不正确，导致了驼背和高度近视，现在整个背部都疼。我立即为她在肝俞穴上进行了按摩治疗，手法用的比较重。问她有什么感觉，她说除了所按压的部位疼，两肋也有酸胀感。这是堵塞的元气顺着肝经向身体两侧扩散的症状。按压了5分钟后，让她站起来活动活动，她说腰痛明显减轻了。

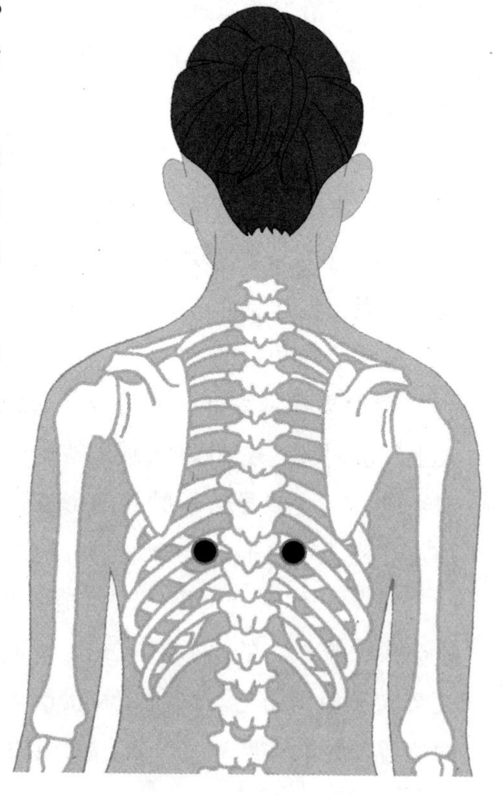

肝俞穴的具体位置在人体背部脊椎旁，第9胸椎棘突下，旁开1.5寸。具体取穴时需要患者俯卧，左右二指宽处，左右各1个（见右图）。

临床上，肝俞穴不但可以补充人体元气，我们还经常让其发挥疏肝利胆、理气明目、通络利咽等功能，它还可以散发肝脏之热，对胃脘痛、腹痛、腹泻、中风、脊背疼痛等病症有很好的疗效。

秦医师告诉你 肝俞穴的配伍功效

肝脏是我们身体中最大的解毒器官，只有肝脏健康了，我们吃进去的毒素才能够被化解。所以，再为大家介绍一下肝俞穴的配伍功效。穴位配伍，可以更好地治疗疾病，对于某种疾病而言，也能起到更好的效果。

◎肝俞穴配期门穴，为俞募配穴法，有清利肝胆湿热的作用，主治肝炎、胆囊炎、胁痛。

◎肝俞穴配光明穴，可以改善头昏眼花等症状。

◎肝俞穴配肾俞穴、太溪穴，有滋阴养血补肾的作用。

◎肝俞穴配大椎穴、曲池穴，有清热泻火，安神定志的作用。

◎肝俞穴配太冲穴，在中医里属于“俞原配穴”法，有补肝阴、养肝血、柔肝的作用。

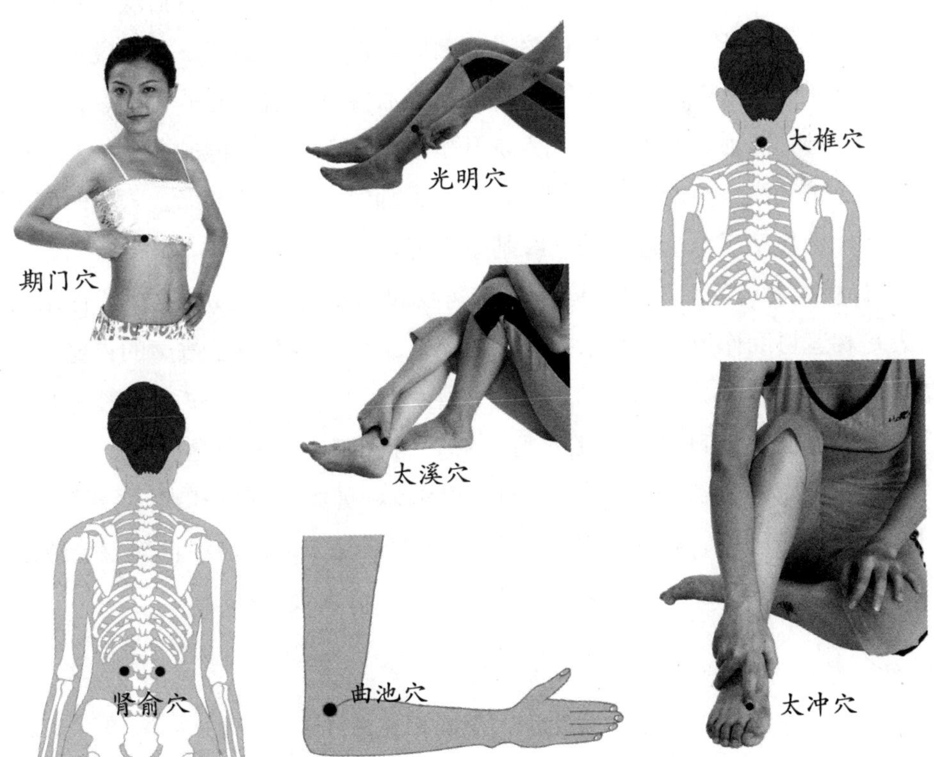

刺激三阴交，调理脾胃养肝血

女性属阴，以血为本，以血为用。血对于女性来说有着重要的作用，因为女性的一生都离不开血，比如经期、怀孕、分娩和哺乳等。不仅如此，女性的美貌也与气血息息相关。自身的血气充足，才能滋养皮毛，使毛发亮泽、皮肤红润、脸色白里透红等。一旦肝血缺失，则会变得如没有水滋养的花朵一样黯然失色。所以我建议大家多按揉三阴交，这是滋养阴血的要穴。

有次我在出诊，进来一位20岁左右的女孩子，捂着肚子，面露痛苦的表情。经过询问后得知，她经常痛经，从14岁月经初潮起每次小腹都会作痛，但她自己年龄小不懂事，家长也没有太在意。近3年来痛经突然加重了，疼的时候满床打滚，但是光疼却不太出血，流出的血液很少，黯红色，有血块。疼的实在受不了了就吃一颗止痛片，当时的疼是能暂时缓解一下，但等下次月经来潮时会觉得更疼痛难忍。看着脸色苍白的小姑娘真是心疼。我看了她的舌苔、按揉了腹部后，诊断她是肝血不足所致，我为她开了一个调理肝脏功能的方子，并叮嘱她回家后可经常刺激、按摩三阴交穴，这对改善痛经有很大的帮助。一段时间的药物治疗及辅助按摩后，该患者的痛经基本痊愈。

有些读者可能会发出疑问："是药物起的作用还是按摩发挥的作用？"这二者是相互协助作用，药物治疗固然有用，但也不能忽略了按摩的神奇功效。这是因为这位姑娘的发病部位在子宫，女性的子宫和任脉、冲脉有密切的关系。而精血化生直接有联系的脏腑是肝、脾、肾三脏。三阴交是肝经、脾经、肾经的交会穴。单独刺激三阴交，就可以达到疏肝健脾、理气和血、滋补肝肾的作用，进而调理冲任，使子宫的藏和泻的功能恢复正常，痛经自然就会好了。在此我要提醒大家，孕妇绝对禁止刺激三阴交，因为会导致流产。

秦医师告诉你 三阴交还可艾灸和按摩

很多女性发现自己皮肤干燥，面色发黄且没有光泽，口唇和指甲也经常发白，没有血色，经期血量少，血色淡，经常便秘，视力减弱、视物模糊、眼球干涩等，这是典型的血虚症状，是由于体内精血少不够用，全身脏腑经络、形体官窍得不到精血濡养而导致的；有的女性身体某处时常有针刺般的疼痛，夜间更严重些，面色晦黯无光，容易有黑眼圈，额头、下颚及两颊下方长青春痘，月经经常推迟，经期腹部疼痛剧烈，经血颜色深或带有瘀血块等，这是典型的血瘀症状，是由于离开经脉的血液停聚在身体某处，或正常血液运行受到阻碍，堆积在某处经脉或脏腑中，造成该处拥堵而发生功能障碍的现象；有的女性可能出现皮肤潮红、爱出油，甚至容易长痤疮，爱发脾气，手心、脚心都感觉很热，经期会提前7天以上，血量多，颜色深红或紫红，或经期比较长，淋漓不断，鼻子容易出血等，这是典型的血热症状。血虚、血瘀、血热都是女性容易出现的疾病。

在治疗这些疾病时，三阴交穴真是可以帮上大忙的。除了上面给大家介绍的针灸，还可以艾灸、按摩。下面我就为大家介绍具体方法和要求。

对三阴交进行施灸时，可以左手持点燃的艾条，灸右腿三阴交穴，也可以右手持艾条灸左腿上的三阴交穴。通常距离皮肤有两指的高度，以感觉皮肤温热为宜。艾灸三阴交可以每次10～20分钟，每周1次。长期坚持艾灸，效果会非常明显。

按揉三阴交的方法是：先用拇指或中指指端按压对侧三阴交，一压一放为1次，或先顺时针方向、再逆时针方向揉三阴交，持续10分钟。然后拇指攥在手心，手握空拳有节奏地叩击对侧三阴交穴20次左右，交替进行。最后将两手掌擦热后，用掌心摩擦三阴交。20次左右。有痛经的女性可在月经来前约1周开始，每天按摩3～5分钟，每天按摩2～3次，可以有效缓解痛感。

三阴交穴

按揉阳陵泉，胆好肝自然好

古语说“肝胆相照”，最早就是形容人体肝和胆的密切关系的，后来才演变成形容人。所以，将胆经调理好了，肝自然供血充足。胆经为足少阳经，为半表半里之经，与外界没有直接的通道，所以其浊气要借助于肠道排出体外。所以说，按摩胆经能很好地排浊气和毒素。现在，越来越多的消化功能不好的患者来找我医治，其实消化功能不好也是由于胆功能不好导致的，胆不好会使人体的吸收能力降低，变成“直肠子”——吃什么拉什么，吃再好的东西也是没有多大作用的。解决这个问题同样可以依靠敲胆经。敲胆经的主要目的在于刺激胆经，强迫胆汁分泌，提升人体的吸收能力，提供人体造血系统所需的充足材料。胆经的众多穴位中，阳陵泉可谓是重中之重。

有一年夏天的一个周日，我正在家里看书，外边突然下起了大雨。雨声不太大，可雷声却震破天。正在我庆幸今天没有出去免受雨淋的时候，手机响了，是住在相邻小区的老同学打来的，她慌慌张张地跟我说快到她家小区里看看她爸爸，从外边买菜回来不知怎么就在大门口不由自主地随着雷声跳舞。我赶紧穿戴好跑出去一看，果然是老同学的爸爸在雷声的伴随下跳着舞，她怎么劝、怎么拉都无济于事，而且每打一次雷，老人就会随着雷声不受身体控制地跳动一下。其跳动的幅度超出常人所能，且动作怪异。

我急忙跑过去劝说老人，可他神志正常，语言对答正确，很明显不是神志方面的疾病。再仔细一问我同学，原来她爸爸患有关节炎，时值阴雨天膝关节的疼痛便明显加重，不知今天怎么回事儿居然跳起来了。我趁着雷声的间歇期给老人诊了脉，其左关脉沉弱，我一下子明白了，原来是因为老人的胆经气血极度虚弱，随着雷声的变化发生了某些肌肉不由自主的强烈抽动，于是也就不由自主地随着雷声跳了起来。

于是，我紧急采取措施，在老人的阳陵泉穴和环跳穴上用重手法做了按摩，5分钟后老人感觉明显好多了，我们一起搀扶着他回到了家。到家后我叮嘱老人照着我的方法每天继续坚持按摩，关节痛的毛病就会逐渐减轻。

阳陵泉是人体的一味“大药”，有调和肝脾、强健腰膝、治疗神志病症等功效。此穴为胆经之合穴，善治胆囊病，对口苦之症有特效；该穴还为筋之会穴，凡与人体筋有关的病症，皆可通过刺激阳陵泉来改善，如小儿抽动症、肋间神经痛、肩肘关节痛、急性腰扭伤等。本穴位于小腿外侧，在腓骨头前下方凹陷处（见左图）。

阳陵泉又称为“筋会”，意思就是说一切筋的毛病（如肩周炎、落枕、膝关节炎、腰扭伤及其他软组织损伤等）都可以找阳陵泉来解决。阳陵泉也是我在临床上经常跟患者提起的一个大穴。下面就为大家总结一下阳陵泉的几大疗效：

◎**促进胆汁的分泌。**胆汁分泌不足，易导致饭后腹胀，而针刺或点按阳陵泉就可使症状得到缓解。刺激阳陵泉后可促进胆汁分泌，使胆囊收缩并有明显的解痉作用，从而对慢性胆囊炎及胆结石有一定的治疗作用。

◎**缓解中风引起的肩痛。**中风后由于肩胛带肌群痉挛，使肩关节软组织活动受压，很容易发生肩痛。常在中风后2～3个月内出现，影响生活质量。治疗时，要先点按阳陵泉3～5分钟，然后做肩关节的前举、后伸、旋前、旋后、外展、内收、上举运动各10～15次。每天1次，每周进行5次。

◎**缓解岔气。**岔气往往伴有肋间神经痛，如果部位偏下，就可以按揉两腿上的阳陵泉。在刺激穴位的同时，可以轻微咳嗽或做缓慢的深呼吸动作，以舒肝理气、解郁止痛。

◎**缓解上腹部绞痛。**当发生右上腹剧烈绞痛时，可用一手大拇指按压右腿的阳陵泉穴，并持续按摩2分钟，可获得良好的止痛效果。

◎**调理月经不调。**女性月经不调多是由于气郁所致，一般吃点逍遥丸就好了，而阳陵泉实际上就相当于“逍遥丸”这种中药。经常按揉阳陵泉穴，对治疗女性由于气滞所导致的月经不调有显著效果。

秦医师告诉你 多敲胆经肝胆好，有利有弊早知道

如果一个人的胆功能不好，那么大多数都会生白发，这也是气血不足的一个外在表现。我建议大家如果有“早生华发”的现象，一定要及时“补胆”。除了按摩阳陵泉，多敲打阳陵泉所在的经络——胆经也是不错的选择。

那么，敲胆经的具体做法是怎么样的呢？大家可以选择沙发、床、椅子等舒适的位置坐下，双腿伸展或与地面垂直都可，然后找到大腿外侧的4个穴位点（风市、中渎、膝阳关、阳陵泉）用力敲打，每敲打4下算1次，每天敲左右大腿各50次，也就是左右各200下即可。

另外，子时（即晚上23～次日凌晨1点）气血进入胆经。胆经旺，胆汁推陈出新。胆的生理功能是供应内脏胆汁，帮助食物的消化代谢。从理论上说，在胆经最旺的子时按摩胆经是最好的进补，但我们强调子时前一定要睡觉。因为同名经同气相求，因此退而求其次，可以在手少阳三焦经经气旺时（就是晚上21～23点），进行敲打或揉搓手足外侧的少阳经。

敲击胆经的时候，大家一定要注意以下几点：

第一，要注意力度。敲打胆经和按摩穴位不一样，不需要很用力，把手举起来，随势下降敲打就可以了。即使这样的力度，刚开始敲打有的人也会有酸痛感，不用怕，适应一会儿就好了。

第二，要注意敲打的时间段。一般晚上11点以后不可以再敲了。这是因为晚上11点至凌晨1点是气血进入胆经的时候，这时敲会对身体产生不良反应，反而不利用疾病的恢复。

第三，要注意敲打的位置。最好选择我上边提到的那4个穴位的位置进行敲打，不要敲到小腿上，这不光是因为自己好操作，还因为如果你敲打到小腿上，小腿上的胆经和胃经交错、相邻，很难区分。

第四，孕妇不可以敲打胆经，因为会引起不适，对胎儿不利。

第五，要保持良好的情绪。敲胆经是让人体的气血上升，如果你正在气头上去敲打胆经，血上升时气会跟着上升，会产生不良后果。

养肝常选中药材

●补肝药

药物名称	性味	归经	功用	主治
当归身	甘，平，温	入肝、心、脾经	补血、润燥，滑肠，温中散寒，发汗，和血，润肠胃	血虚，心悸乏力，月经不调，血滞，血寒诸痛，肠燥便秘
白芍	苦、酸、微寒	入肝、脾经	养血柔肝，敛阴、缓急，止痛，平抑肝阳	血虚萎黄，月经不调；自汗盗汗；血虚肝旺，拘急腹痛；肝阳上亢，头晕目眩
阿胶	甘，平	入肺、肝、肾经	滋养肝血，兼有止血作用，滋阴润肺	血虚萎黄；多种出血症；热病伤阴，心烦失眠，虚风内动；阴燥便秘
枸杞子	甘，平	入肝、肾、肺经	滋补肝肾，明目、润肺，益精、强阴，补骨髓	肾虚腰痛，遗精滑精，内热消渴，血虚萎黄；目暗不明，头晕目眩；阴虚劳嗽
山萸肉	酸、微温	入肝、肾经	补益肝肾，收敛固涩，补精壮阳	肝肾不足，腰膝酸软，头晕目鸣，阳痿不举；肾阳不足，遗精滑精，崩漏经多

●疏肝药

药物名称	性味	归经	功用	主治
香附	辛、微苦、微甘、平	入肝、三焦经	疏肝理气，调经止痛，利三焦，解六郁	肝气郁滞所致的胁肋作痛，脘腹胀痛及疝痛，月经不调，痛经，乳房胀痛等
柴胡	苦、辛、微寒	入心包络、肝、三焦、胆经	和解退热，疏肝解郁，升举阳气	肝气郁结，胁肋胀痛，头痛目眩，月经不调，痛经；气虚下陷，久泻脱肛；寒热往来
郁金	辛、苦、寒	入心、肝、胆经	活血止痛，行气解郁，凉血清心	胸腹胁诸痛，失心癫狂，热病神昏，妊娠倒经，黄疸等
橘核	苦，平	入肝经	行气散结止痛	睾丸肿痛，乳房结块等
橘叶	辛、苦，平	入肝经	疏肝行气、消肿散结，能行肝气	胁肋作痛，乳痛，乳房结块

●镇肝药

药物名称	性味	归经	功用	主　治
石决明	咸寒	入肝经	平肝潜阳，清肝明目，滋补肝阴	肝肾阴虚，肝阳上亢，头痛，眩晕，目赤肿痛，视物昏花
珍珠母	咸、寒	入肝、心经	平肝潜阳、清肝明目，安神	肝阳上亢，眩晕头痛，目赤肿痛，目暗不明，肝虚雀盲，烦躁不眠
紫贝齿	咸、平	入肝经	镇惊安神，清肝明目	肝阳上亢，头晕目眩，头痛；目赤肿痛，惊惕失眠
代赭石	苦、寒	入心、肝经	平肝潜阳，降逆止血，重镇降逆	肝阳上亢，头胀，头痛，眩晕；呕吐呃逆，噫气不除；气逆喘息

●平肝药

药物名称	性味	归经	功用	主　治
天麻	甘、平	入肝经	息风止痉，平肝潜阳	肝风内动，惊痫抽搐及肝阳上亢所致眩晕、头痛等，又能祛风湿、止痹痛
钩藤	甘、微寒	入肝、心经	清热平肝、息风止痉	小儿惊风、夜啼、热盛动风、子痫、肝阳眩晕、肝火性头胀痛
羚羊角	咸、寒	入心、肝经	平肝息风，清热明目	惊风、癫痫、手足抽搐、头晕目眩、头痛目赤及温热病壮热、神昏、狂躁等

●清肝药

药物名称	性味	归经	功用	主　治
夏枯草	苦、辛、寒	入肝、胆经	清肝火、散郁结、降血压	肝火上炎，目赤肿痛，目珠疼痛，羞明流泪、头痛、眩晕，痰火郁结之瘰疬
青葙子	苦、微寒	入肝经	清肝泄火、明目退翳	肝火上炎，目赤肿痛，目生翳膜，视物昏暗
芦荟	苦、寒	入肝、大肠经	清肝，杀虫，泻肝清热，兼通大便	肝经实热，头昏头痛，烦躁易怒，热结便秘，惊痫，小儿疳积，虫积腹痛
草决明	甘、苦、微寒	入肝、大肠经	清肝明目，润肠通便	肝热或肝经风热引起目赤肿痛、羞明多泪、热结便秘、肠燥便秘

●温肝药

药物名称	性味	归经	功用	主　治
艾叶	苦、辛、温	入肝、脾、肾经	温经止血，散寒止痛	肝经寒湿带下，脘腹冷痛，宫冷不孕，崩漏经多，月经不调
肉桂	辛、甘，热	入肾、脾、心、肝经	补火助阳，散寒止痛，温通经脉	肾阳不足，肝阳亦虚，腰膝冷痛，眩晕目赤，寒疝奔豚，寒痹腰痛

第七章

养生运动为肝肾助力

精、气、神是中医学里的『三宝』，与人体生命息息相关，养生运动则贯穿了这三个环节。坚持养生运动可以调控自身意识达到养神之功效，带动全身气息运行无碍，并使血液周流全身，然后以气导行，通过形体、筋骨关节的运动，使全身经脉畅通无阻，营养物质运达周身，从而使机体达到『阴平阳秘』的平衡状态。内外相和，五脏协调，提升肝与肾的健康指数，保持旺盛的生命力。

提肛运动

衰老，不仅仅是女人的天敌，也成为男人的烦恼。男人一旦步入中年，离衰老的“门槛”就不远了，随即便秘、痔疮、性冷淡、性功能障碍等问题频频出现，这不仅影响他们的正常生活与工作，连男人的自尊与自信都受到了重创。要想留住青春，要想永葆“性”趣，要想把“根”留住并壮大，应该多做做提肛运动，达到固精益肾、延缓衰老之效果。

提肛强肾，并非新鲜事儿，早在古代就将提肛术视为“回春术”。比如，我国明朝时期就有人提出了“谷道宜常撮”的养生理念，“谷道”即肛门，经常提肛有利于中气的提升。据史料记载，清朝的乾隆皇帝从15岁开始就乐于提肛运动，上朝必做这项运动，这恐怕就是这位君王长寿的秘诀吧。

提肛运动有益身心健康，尤其对肾的保养作用明显。我接诊过不少肾虚导致的尿频、尿失禁、前列腺炎的中老年患者，除了给他们开方子补肾精、肾元之外，我还会嘱咐他们有事没事做做提肛运动。大多数患者的第一反应都是惊诧，然后反问我：“这是为什么呢？”

从中医角度看，肛门附近汇聚了督脉、任脉与冲脉这3条经脉，且位于肛门附近的会阴穴是这3条经脉的起始点，其中督脉掌管着人体的气，任脉掌管着人体的血，冲脉掌管着人体的性。而气、血、性是人体存在与活动的基础与关键，故这3条经脉决定着人们的生老病死，经常做一做提肛运动，很明显可以养护生殖功能。再者，提肛运动的真正位置不是前后阴的中线，而是从前后阴的中间向上循行，这里涉及不少有利于强肾固精的穴位，如肚脐下3寸的关元穴、肛门与生殖器凹陷处的会阴穴以及关元穴旁边的气海穴等。由此可以看出，经常做做提肛运动，有利于保证机体阴阳平衡，从而保证肾气、肾精的充足。

值得提醒一点：着急大便而找不到厕所其实不是提肛运动，真正的提肛运动应该是有规律地向上提收肛门，这样才能改善尿频、尿失禁、前列腺炎等病症。

秦医师告诉你 提肛运动的两种方式

提肛运动可强肾固精，却简单易行，并不一定非得在某个时段专门进行，没事的时候就可以经常做做提肛动作。比如，开会时间太长，坐着就可以提提肛，别人看不出来，自己的身体还得到了锻炼。

站立提肛运动

【练习步骤】

1.两腿自然分开，与肩同宽，两手并贴大腿外侧，两眼正视前方，双臂放松，以鼻吸气，缓慢匀和。

2.集中注意力，收紧腹部，慢慢呼气，同时向上提起肛门，肛门紧闭，小腹部用力向上收缩，屏住呼吸，保持肛门上提状态3秒左右。

3.全身放松，调整呼吸，腹部和肛门要慢慢放松，重复操作。

【练习功效】经常提肛门有助于升提阳气、通经活络、温煦五脏、延年益寿，并能预防或改善脱肛、痔疮、阳痿、早泄、遗尿、尿频等疾病。

【练习小叮咛】提肛动作与呼吸紧密配合，随着动作的一紧一松，呼吸得跟着缓慢进行。

卧式提肛运动

【练习步骤】

1.躺下，集中注意力，收紧腹部，慢慢呼气，同时有意识地收紧上提肛门。

2.将肺部的气全部呼出，屏住呼吸，保持肛门上提状态3秒左右。

3.全身放松，让空气自然进入体内，调匀呼吸，反复操作。

【练习功效】常做提肛运动有利于补充肾元、固精生精，并养护生殖功能，尤其善于改善或预防性功能障碍、前列腺疾病等。

【练习小叮咛】躺着的时候，头部枕头不要垫得太高，全身都得放松。为了避免受凉，身上最好盖个薄毯。

踮脚运动

一天早上，我到公园跑步，看到几位老大爷前后排成纵队有规律地踮脚走路。我快速地跑到带队的大爷旁边，对他说："大爷，您这种锻炼方式很方便。"大爷一边向前走，一边笑着说："不但方便，还很养生呢，补肾强精，延年益寿。"我高兴地点点头，真心为他们这种养生意识而赞叹。

我接诊的不少肾虚男性都会表现出神疲乏力、精神不振、易疲劳、畏寒怕冷、四肢冰凉、腰膝酸软、腰背冷痛、性功能减退等症状，这时补肾壮阳是关键，但是除了开药方、药膳调理之外，我还会建议他们没事踮踮脚，比如踮脚散步、踮脚小便、踮脚行走等。但是他们多半会惊诧地看着我："踮脚，一个简单的小动作，难道还能补肾强身不成？"

从中医经络角度看，足部有三条阴经，均分布在大腿内侧，其中前方为足太阴脾经、中间为足厥阴肝经、后方为足少阴肾经。故经常踮脚有利于疏通这三条经脉的气血循行，有利于激发或升发中气，从而发挥补肾固本、填髓益精的作用。

另外，经常踮脚必然会促进下肢血液循环，保证气血循行顺畅，肾脏可以得到充足营养的滋养，从而增强盆底肌肉的强度，提高性功能，健身的同时更强精。其实，早在古代就有注重养生保健之人意识到下肢血液循环的重要性，甚至创制一套著名的"八段锦"保健操，这其中就有助百病消的踮脚运动。

踮脚运动操作方法简单，只要双足并拢着地，然后用力抬起脚跟，再放松，反复操作多次。另外，踮脚运动随时随地都可进行，比如下棋、打牌、玩电脑或久站时均可踮踮脚，而且最好每隔1小时踮脚1次，以便积极地促进下肢血液回流，保证肾脏气血充盈，并及时地消除头晕眼花、视物模糊等不适。踮脚运动重在扶阳助阳、补肾益精等，但是在运动前应选择地面干燥平坦的室外环境，并穿一双软底合脚的运动鞋，其中防滑鞋是最佳选择。

秦医师告诉你 踮脚运动的两大形式

踮脚小便

小便时踮起脚尖动作虽然简单，但毕竟看起来还是很奇怪，所以一般很少人会去照做，就算想做恐怕在大庭广众之下也会略显羞涩。但为了保障肾脏的健康、远离肾脏疾病与肾功能性病症，小便时还得有意识地踮起脚尖。

【练习步骤】男人小便时，提起脚后跟，踮起脚尖，十个脚趾用力抓地，两脚并拢，同时提肛收腹，肩膀略微下沉。反复操作，每日练习5次左右。

【练习功效】踮起脚尖小便有利于改善阴茎勃起时海绵体的血液充盈，从而提高阴茎的硬度与勃起的持续时间，进一步改善性功能障碍症。另外，小便时经常踮脚还有利于改善慢性前列腺炎与前列腺增生等问题。

【练习小叮咛】小便时最好不要说话，避免分神而泻肾气，最好咬住牙齿以收敛肾气，起到固肾益精、防止肾亏的作用；小便也不宜用力过猛，否则易耗损肾气。

踮脚行走

相比踮脚小便，踮脚行走变得自然多了，基本特点是脚跟提起完全用脚尖走路。若是每日能坚持踮脚行走百步，补肾效果会非常突出。

【练习步骤】背部挺直，前胸挺起，提臀，同时提起脚跟，用前脚掌行走。反复练习，每日坚持行走100步左右即可。行走时身体完全处于放松状态，连呼吸都得有节奏。

【练习功效】锻炼了小腿前侧的肌肉，并疏通了足三阴经，从而起到行肾气、补肾阳、泻肾火等作用，发挥补肾养肾、祛病强肾之功效。

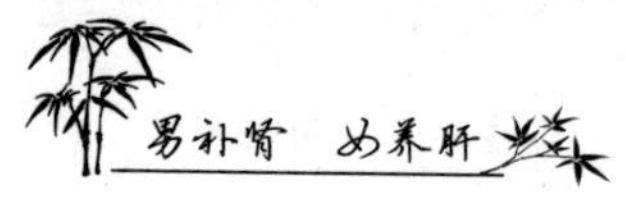

壮阳健身操

现代社会，大多白领男人都缺乏运动、以车代步，长期如此往往造成肾阳虚，出现早泄、阳痿、遗精、不射精等问题。所以，补肾壮阳，保持良好的性能力几乎成为男人们最关心的问题。

40岁的于先生与妻子属于老少配，这些年来算是事业有成，特别想要一个孩子，可是与妻子结婚两年来一直没有好消息。近期于先生小便开始不畅，偶有尿血，与妻子的性生活也不是很和谐。因为担心后继无人，又听说中医调理比较安全可靠，所以前来求助。经过详细检查，于先生的身体并无大碍，只是步入中年肾有点亏虚。考虑到夫妻二人生儿育女心切，我为于先生开了一个中药方子，并辅以按摩疗法，且叮嘱于先生平时在家多做做壮阳健身操。半年后，于先生夫妇终于梦想成真。健身操是一项非常简单的补肾方法，只要坚持进行，促进气血循行，就可以轻松、安全地补肾壮阳。

秦医师告诉你 健身操，不花钱的壮阳方法

壮阳健身操简单易学、省时又省力，补肾效果还特别明显，更不用担心不良反应。具体操作步骤如下：

1.端坐，两腿自然分开，与肩同宽，双手屈肘侧举，手指伸向上，与两耳平。然后，双手上举，以肋部感觉有所牵动为度，力度不宜过大。

2.左臂屈肘放两腿上，右臂屈肘，手掌向上，手向上空做抛物动作3～5次，动作要快一些。

3.两腿自然下垂，先缓缓左右转动身体3～5次；然后两脚向前摆动10次左右。做动作时全身放松，动作要自然、缓和，转动身体时，躯干要保持正直。

练 虎 戏

养生自古就有，五禽戏就是比较传统的健身方法，由东汉医学家华佗创制，因模仿5种动物的动作而得名。相传，五禽戏的健身效果特别明显，华佗的徒弟吴普就因为常年练习这套健身操而高达百岁。之后它一直在民间广为流传，甚至被中国卫生部、教育部纳入医学类大学的“保健体育课”之中，国家体育总局也将其重新编排并列入健身气功的范畴向全国推广。

五禽戏实际上就是一套动中求静、刚柔相济、内外兼练的仿生气功功法，主要通过模仿虎、鹿、熊、猿、鸟（鹤）这5种动物的动作而达到强肝益肾、疏通气血、活动筋骨、舒筋活络、强健身体的目的。中医认为，五禽戏中的5套动作分别模仿5种动物的神态与动作，与五脏息息相关。其中虎戏主肾、鹿戏主肝、熊戏主脾、猿戏主心、鸟戏主肺。对于肾虚的男性经常练习五禽戏中的虎戏，则有利于疏通气血，为肾脏供给充足的营养，从而起到强腰健肾、填髓益精等作用。

秦医师告诉你 练虎戏，固肾保阳

虎戏是五禽戏中的第一式，练习前首先要做到全身放松、呼吸均匀、意守丹田。下面开始练习五禽戏中的虎戏：自然站立，两腿分开与肩同宽，俯下身子，两手按住地面，用力使身体前耸，调整呼吸。吸气时，身体前耸到极限，稍停；身体再向后缩至极限，同时呼气。两手向左、向后、向右、向前慢慢挪移，同时两脚向后退，感觉腰身被强烈拉伸即可。抬头，面朝天，再低头，两眼向前平视，然后像老虎一样行走，四肢向前爬行7步之后再向后退行7步。

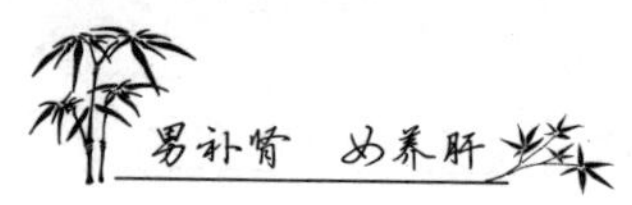

两手攀足固肾运动

两手攀足固肾运动是八段锦里的一个动作，主要通过俯身、两手攀足来锻炼腰部和肾脏。要了解两手攀足固肾这项运动，首先我们不得不说说八段锦。相传八段锦至今已有八百多年的历史，一直在民间广为流传。它作为一种健身术，将形体活动与呼吸运动密切结合，在活动过程中肢体得以舒展，经络被疏通，气血被运行，脏腑得到了充足的营养，从而起到保健、防病、治病的作用。

八段锦顾名思义包括8个招式，分别为：双手托天理三焦，左右开弓似射雕，调理脾胃臂单举，五劳七伤往后瞧，摇头摆尾去心火，两手攀足固肾腰，攒拳怒目增力气，背后七颠把病消。对男人而言，养生重在养肾，养肾就可以练习八段锦，尤其可以多多练习两手攀足固肾腰这一运动。不少肾虚的男人存在一个通病：工作忙、运动少、腰背痛，我通常都会建议他们没事站起身来做做“两手攀足运动”。

中医认为，肾为人体重要的脏器，藏精，主生长、发育、生殖，并主纳气、水液、骨髓、情志等，是生养身体的根本，是五脏六腑的“能量裤”。如果肾气不足，就会出现精力下降、腰膝酸软、下肢无力、骨软无力、头发稀疏、健忘耳鸣、意志消沉、小便频数、阳痿早泄等诸多表现。而八段锦中的“两手攀足运动”主要是一些前屈后伸的动作，这就使得人体的脊柱、腰椎、督脉、足太阳膀胱经（督脉旁开1.5寸处）以及命门穴、肾俞穴、腰阳关穴等受到强烈的刺激，肾脏也得到了牵引按摩，从而有利于增强肾精、肾气的功能。另外，腰为肾之府，肾生髓主骨，肾气、肾精增强则能温养腰部，腰部受到温养，其所处的经络与穴位也都能畅通，这又将有益于肾气、肾精的化生功能。两手攀足运动中还有一个动作，即双手从腰部往下一直抚摩至足跟，之后又沿着足部三条阴经上行，在呼吸与意念的引导下，足太阳膀胱经与足少阴肾经得到了进一步刺激，尤其对两经脉的交会穴——委中穴会产生极大的刺激，对腰部的保健作用特别明显，从而有利于保养肾脏，起到固肾壮腰的作用。

秦医师告诉你 两手攀足，固肾强腰

两手攀足固肾的核心动作就是手与脚相合，用中医养生理论解释就是心肾相交法。手心有劳宫穴，是心包经上的重要穴位，而脚心有涌泉穴，是肾经出发之所在。所以手脚相合就是心肾相交，锻炼得法的话，你就会立刻感觉腰部温热舒适，脊柱也感觉到阳气充沛、轻松畅通。当然，做这一动作需要弯腰，但腿不能弯曲，腿部肌肉更不能感觉僵硬，动作要柔和一些、速度要放慢一点，坚持时间要长久一些。

【练习步骤】

1.自然站立，两膝挺直，两足相并，两臂侧平举，然后缓缓抬起至头顶上方，并将掌心转向前方，目视前方。

2.两掌下按至胸前，掌心向下，指尖相对；再慢慢将掌心转向上方，两掌掌指顺腋下向后插；两掌心向内，沿脊柱两侧向下抚摩至臀部；向前俯上身，两掌继续沿腿后向下抚摩，手掌经过腿的两侧，一直向下，直到摸到脚面。

3.两掌从脚面向上、向前慢慢抬起，然后用手臂带动上身起立，反复操作。

4.收功：身体直立，气沉丹田，两手手心相合，自然地扣于小腹，闭目静养片刻即可。

【练习功效】这一动作通过手臂带动身体上提，可以锻炼脊柱和督脉，从而有效地防治腰椎间盘突出，并起到固肾壮阳的效果。

【练习小叮咛】俯身前屈时要保证两膝始终处于直立状态，充分刺激脊柱、督脉以及命门、阳关、委中等穴位；身体充分前屈时两掌尽力向下推摩，如果由于韧带原因，不能推至脚跟时，可在脚跟之上小腿处完成余下的导引动作，切不可弯曲膝关节。起身时，要求手臂先起，用手臂带动腰起来。在起身过程中，腰部用力有绷紧、酸胀的感觉。另外，刚开始练习时可以自然呼吸，熟练者当上身前俯时呼气，直立时吸气，整个动作要配合呼吸并缓慢柔和地呼吸。

推腰、搓腰强身法

男人上了年纪，腰酸、背痛、腿抽筋就成了老毛病，痛苦是一方面，还会给人们的生活带来诸多不便，不少人腰背疼痛得不能上下床、坐着躺下都不舒服，站着坐不下，坐下起不来，干一点活就疼，拖拖地、扫扫地更是疼，甚至躺着都不得翻身，有时疼得不能入睡。有不少中年男子跑到我这里治疗腰酸背痛、夜不能寐等病症，虽然每个人的诱因各不相同，症状也有细小的差别，但普遍原因乃至根本原因就是肾虚，所以我一般都会要求他们固肾强身，平时生活中我多半会建议他们多搓搓腰身，有事没事推推肾脏部位。

腰为肾之府，腰痛与肾有着紧密关联，肾虚者腰必痛，腰痛者当务之急是止痛，而止痛的关键是固肾。日常生活中，固肾的方法有很多，药物、药膳、饮食都是不错的选择，但安全可靠又省时省力的方法应该是推腰、搓腰等。在腰部靠近肾脏的部位及其附近推摩或搓揉，有利于促进肾脏的气血循行，保证肾脏功能的正常发挥，从而使性功能强大，并起到一定的延年益寿功效。

秦医师告诉你 推肾与搓肾，强腰止痛

推腰益精：自然站立，全身放松，两脚分开与肩同宽。两手贴于后腰上端、命门穴稍上一点，掌心朝向后腰，虎口朝下，手的皮肤与腰紧贴在一起。两手同时自上而下顺着两肾向下推，直至臀部，放松还原。

搓腰强腰：仰卧，闭眼，两手紧握置于身体两侧，以口吐气，以鼻吸气；左侧卧位，两手摩擦生热，将右手紧贴在背部的腰骨上，然后上下摩擦背骨的右侧肾脏区30次左右。换左侧卧位，做相同动作。

抖肾运动

黄先生，30岁出头，从事游戏软件开发工作，白天上班屁股长时间“贴”在椅子上，晚上回家还是个“游戏迷”，经常通宵达旦地坐在电脑前玩游戏。久而久之，他的面色惨白，晚上经常辗转难眠，隔三差五地头疼脑热，干一会儿活就腰背酸痛。每次感冒或咳嗽，黄先生总会无奈地感慨：“抵抗力真是大不如前啊！”黄先生因为长时间地劳累与久坐，确实使身体抵抗力大幅下降，他确实需要注意多休息、多运动。但究其根源，黄先生易疲劳、容易感冒、失眠、腰酸背痛等都是肾气消耗过多引起的，这是从事脑力劳动者以及中老年人普遍存在的问题，日常生活中吃药补肾固然重要，但我多半还会建议大家经常抖抖肾，这可是比吃补肾气丸还管用的保健运动。

胡海牙老先生是中医界与道教界鼎鼎有名的长寿老人，当人们问及他的保养秘诀时，老先生总是微微一笑：“哪有什么灵丹妙药，妙药就在自己体内，只是你们不知道怎么用罢了。”胡老先生的养生秘方其实就是抖肾运动，在这一运动过程中肾俞穴会得到不断的刺激，从而有利于补肾气，促进阳气的生发，有效地缓解疲劳、失眠、腰痛等不适。肾的功能得以正常发挥，全身的气血得以正常疏泄，人体就会变得越来越健康，长寿便不在话下。

秦医师告诉你 抖的是肾，强的也是肾

抖肾运动被誉为中医里的“金匮肾气丸”，具有温肾补阳之功，适用于肾虚、腰肌劳损、腰椎间盘突出者。其具体操作步骤如下：双手握拳，拳心虚空，贴在肾俞穴（即腰眼处），轻轻跳动，脚尖不离地，也就是双脚轻轻踮起，双拳不动，全身随着身体抖动，至感觉到腰部轻微发热为宜。

金鸡独立

金鸡独立，顾名思义，一只鸡用一只脚站立。这个名称最早出自清代李汝珍的《镜花缘》“我是‘金鸡独立’，要一足微长。”之后慢慢扩展到人身上，很多武术招式都有这一姿势，如太极拳中有金鸡独立，就连咏春拳中的“独角马”，空手道中的“鹭足立”，忍术中的“鸟飞立”等都是金鸡独立的变体。现在不少人在运动健身时都喜欢做做金鸡独立，锻炼身体的平衡性与对抗力是一方面，更多的是为了养生保健，尤其可养肾护肾。

有患者因气血不足引起肾虚导致腰膝酸软、失眠、多梦，我大多都会要求他们每日清晨锻炼锻炼，尤其要经常做做金鸡独立。刚开始很多人都觉得不可思议，一个简单的金鸡独立动作怎么会对肾虚有帮助呢？中医认为，人体的足部有6条重要的经脉通过，金鸡独立首先锻炼了脚，这6条经络对应的脏腑与循行部位必然会得到相应的刺激，尤其是肾及肾经。因为肾与肾经主下肢气血循行，经常练习金鸡独立，注意力全部集中于脚底，气血便会向下流注，这时肾经上的垃圾会被带走，同时营养会被引入，气血循行变得顺畅，这在一定程度上会起到活血化瘀、强肾补虚之功效。

秦医师告诉你 金鸡独立，引气归元来补肾

金鸡独立是一种相对独立的健身方法，不拘泥于功法的流畅性与实用性，更加注重养生与保健功效。目前，这种健身方法越来越流行，动作也比较简单，一般体质的人都适宜练习，而且对场地、环境、时间等方面的限制相对较少。具体操作步骤如下：两眼微闭，两手自然放在身体两侧，任意抬起一只脚，没有时间限制。能站立多久就站立多久。中途千万别睁开眼睛，否则身体会失去平衡而站不稳。

走“猫步”

“猫步”可不是真正意义上的猫在走路，而是时装模特在进行时装表演时的一种职业步法，学名“台步”。这一步法犹如猫轻轻地在走路而得名，行走时左右脚必须轮流踩在两脚的中间线上，也就是说双脚脚掌呈“1”字形走在一条线上。现在“猫步”不再那么严格，左右脚偏离点中间线反而显得更加自然，左右扭动的程度也相对减弱了不少，与生活中的步伐越来越接近，甚至成为男女老少养生保健的方式之一，尤其对增强肾功能的作用明显。研究已经证明，“猫步”是有着增强性功能的“健美步”。

现代社会生活节奏快，工作压力大，很多男人随着年龄的增长体质变得越来越差，精神压力越来越大，肾虚变得越来越年轻化。找我诊治的不少肾虚男人的身体其实并无大碍，心理障碍更强烈些，所以这类男人除了补肾壮阳之外，更多的还是心理疏导。走“猫步”就可以帮助增强体质、缓解心理压力，并在一定程度上养肾、补肾、强肾。

中医认为，人体会阴部有个会阴穴，它属于任脉，是任脉与督脉的交会穴。再忙的男人每天抽出一定时间走走“猫步”，在一定程度上挤压与按摩会阴部，也就给会阴穴产生一定的刺激，从而起到补肾填精、增强性功能的作用。而且扭胯可进一步按摩男人的前列腺，使阴部肌肉保持张力，并积极地改善盆腔血液循环，起到预防与改善前列腺炎的作用。

秦医师告诉你 因人而异走“猫步”

曾经有研究者将中老年人的步行时间列出公式，即为“步行时间=100－年龄”，也就是说如果你是40岁的中年人，每天至少要步行60分钟，其中1/3的时间可用来走“猫步”，过胖者则需要增加运动量，70岁以上的老年人要根据身体情况适量运动。

“吹”字功

随着养生保健理念走进千家万户，养生方式千奇百怪，前不久我就看见有位老人面朝大树口中发出“嘘、呵、呼、呬、吹、嘻”音。这种运动与激烈的健身方式完全两样，却是非常有效的补气法，被称为“补气六字诀”，是古代流传下来的一种吐纳养生法，通过以上6个音的发出来吐气，从而以呼吸引导与调动五脏六腑之气，保障人体健康。

当嘴里发出“吹”音时，五趾抓地，足跟着力，肾经之气从足心涌泉穴上升，有利于保证肾气充盈，促进气血循行，达到补肾养肾之功效。另外，肾为寒水之经，节令属冬，而“吹”有利于去寒，可固肾益精。

秦医师告诉你 “吹”字功，排肾毒

“吹”字功即嘴里要发出“吹”字音，此时口型要为撮口，唇发出声音“chui”，在呼与吸的过程中，肾经的毒气被呼出，而清气或真气进入肾脏，发挥养肾护肾之功。操作步骤如下：

1. 自然站立，两脚自然分开与肩同宽，两膝微屈，头正直，含胸收腹，腰背挺直，手臂自然下垂，双肘微屈，两手掌轻轻地靠在大腿外侧，全身放松，两眼直视前方。

2.深深吸气，再慢慢呼气，同时嘴里发出“吹”字音，足五趾用力抓地，脚心空起，两臂从体侧缓缓上抬，向前划弧经过体前抬至前胸锁骨处，两臂呈抱球状，两手指尖相对。

3.双膝弯曲，身体慢慢下蹲，上身依然保持挺直，两臂自然下落，呼气时两手落在膝盖上。

4.呼气，再慢慢吸气，同时站起，两臂自然下垂于身体两侧。

有助于固肾养精的瑜伽运动

早期的瑜伽修炼者就像一个隐居者，常常在喜马拉雅山上练习，在恒河岸边冥想，之后人们发现瑜伽对身心发展有益，瑜伽这才普及开来，发展至今，瑜伽已不再是女人的专属，男人也能练习瑜伽。

瑜伽动作舒缓、节奏慢，要求较高的身体柔韧性，但瑜伽更需要调整呼吸来使身体进入平静状态。我们都知道男人的柔韧性比不上女人，但随着瑜伽练习的深入进行，保证心态平和更需要良好体力的支撑，而男人比女人的体力明显更强。事实上，瑜伽在初级阶段注重柔韧性，随着难度的加大，之后的练习过程中对力量的要求更高，很多动作并不适合女人，男人反而能轻松完成。那么，练习瑜伽于男人而言到底有哪些好处呢？

瑜伽练体态、心境，男人多练练瑜伽同样可以达到健美体形、平和心态、舒缓压力等作用，其中对肾脏的保养作用非常明显，有利于固肾壮阳、温肾养精、增强性功能等。

37岁的张先生是一名公务员，平时应酬多，还要经常出差。几年下来，“将军肚”越来越明显，晚上与妻子温存时总觉得心有余而力不足，久而久之，张先生甚至都害怕夜晚的到来。在问诊过程中，我发现张先生的妻子是一名瑜伽爱好者，我给张先生开了药方后，嘱咐他跟妻子学学瑜伽。几个月过去了，张先生前来复诊，我发现他的“将军肚”明显变小，走路有力，红光满面，妻子的脸上也明显多了些笑容。

虽然张先生内心深处对练瑜伽还是感觉别扭，但他的确也见证了瑜伽让他与妻子的性生活更加和谐的“奇迹”。有资料显示，瑜伽的一些姿势，如趋前弯腰、向后伸展、眼镜蛇姿势、肩膀站立姿势等，可帮助人们增强性冲动，并促进气血循行，改善骨盆周围的血液循环，促进生殖系统健康。另外，瑜伽可使男人的下腹部变得更加强健，而不是脂肪堆积的“将军肚”，让精力变得更充沛，进一步延长性生活的时间，从而改善前列腺炎、阳痿、早泄、射精障碍等症状。

秦医师告诉你 瑜伽这么练，固肾又养精

瑜伽是来自印度的健身方式，动作样式千变万化，可使身心得到彻底的放松，还可按摩内脏，起到刺激肾脏、保养肾脏、活动肾脏的作用。

扭腰舒缓式

工作忙，坐了一整天，腰也酸，背也痛，下了班回家躺在床上，左右来回扭扭腰，赶走疲劳，纾解压力，暖腰的同时温肾壮阳。

【练习步骤】

1.平躺，放松全身，深呼吸。

2.两手左右平伸，双膝弯曲，右腿跨过左膝，右脚板由左腿外侧向内反勾住左小腿。

3.吸气，头向右侧转动，双膝则向左侧倾倒，保持这一姿势数秒，做深呼吸。

【练习功效】左右扭腰促进了腰部的血液循环，在一定程度上起到温肾、固肾、强肾的功效，有利于增强性功能、壮阳益精，积极地改善腰膝酸软、腰背冷痛、阳痿、早泄等病症。

拜日式

拜日式是瑜伽最基础的柔软术，经常练习的话，可对全身进行调适，并使得人体从头到脚暖和起来。当你准备做任何瑜伽体位时或从事其他运动之前都可以先做做拜日式，以起到热身、避免运动伤害等作用。

【练习步骤】

1.双脚并拢，自然站立，在胸前合掌，手肘不要下垂，调整呼吸。

2.吸气，双手上举，伸直手臂；吐气，上身尽量后仰，双眼望向后方的天花板，身体尽量向后伸展，调整呼吸。

3.吸气，上身恢复；吐气，上身前屈，手掌放在双脚的侧面，脸尽量靠近腿，膝盖不要弯曲，调整呼吸。

4.吸气，仰起上身，右腿向正后方伸直，竖起脚跟；吐气，前脚掌不离地，调整呼吸。

5.双手合掌，吸气，双手上举；吐气，上身后仰，手臂不宜弯曲，双眼望向后方天花板，颈部伸直，调整呼吸。

6.手放在左脚两旁，左脚向后移动，脚跟不离地，伸直膝盖，头放入双手内侧，吸气，抬高腰部，身体呈金字塔状；吐气，背部凹下，调整呼吸。

7.吸气，中心向前移动，弯曲肘部，双膝、胸部、下巴贴地，调整呼吸。

8.吸气，脚尖伸直，双脚脚跟并拢，耻骨压在地板上，肩不可上抬；吐气，上身后仰，双眼望向后方天花板，调整呼吸。

9.然后换另一侧从第8式向第1式重新练习一遍。

【练习功效】增加身体的柔软度，舒筋活络，促进气血循行，增强抵抗力，调节肾脏功能，刺激内分泌系统，提高性功能，达到补肾壮阳之功效。

轮　式

肾虚者头发易早白、腰背易酸痛、腹部易胀气、容颜易早衰，而这套轮式瑜伽非常受欢迎，但难度相对大一点，初学者可在专人的帮助下练习。

【练习步骤】

1.仰卧，全身放松，双腿稍分开并伸直，双手放在身体两侧。

2.屈膝，双脚收回，脚跟尽量靠近臀部，抬起双臂，屈肘，置于头部两侧，掌心贴地，指尖指向肩膀。

3.吸气，手臂用力着地，腰、臀部尽量上抬，头顶点地。

4.吐气，手臂伸直，腰部尽量抬高，视线看向后方地板，脚尽量靠近头部，调整呼吸。

【练习功效】这一套动作有利于疏通全身的气血，并按摩了腰、背与腹部，并调整了呼吸，给肾脏注入了充足的营养，在一定程度上起到了补肾壮阳、益精填髓等作用，对须发早白、老年人便秘、腰背疼痛等不适均有缓解功效。

伸懒腰

来医院就诊的女性不乏身材玲珑有致型，但体态却僵硬如木偶，脸色也晦黯失色，有些连发质看起来都干枯发黄。从养生的角度看，这其实多半是平时不注重养肝造成的结果。古人有云："在体合筋，开窍于目，其华在爪。"可见，肝若不好，人的筋骨必定会变得不灵活，连双眼、指甲等都会呈现不健康的状态。反之亦然，所以想要养肝，平日里应时常活动活动筋骨，其中伸懒腰就是既简单又养肝的保健方式之一。

清晨刚刚睡醒，坐在床上，使劲伸一伸懒腰，神清气爽的感觉油然而生；工作劳累了一上午或一下午，站起身伸伸懒腰，身心舒畅的感觉涌上心头。其实，这是人体自我保健的一种条件反射，也是保养肝脏的一种方式。清代马齐所著的《陆地仙经》中有云："托踏应无病，三眠魂自安。"其中的"托踏应无病"就是指两手尽量上托、两脚使劲踏地，屏住呼吸至憋不住再慢慢呼气。后人认为，这个动作就相当于使劲伸懒腰，特别适合勤奋工作又疏于运动的上班族养肝之用。

经过一夜的睡眠或身体感到疲乏时，伸伸懒腰可使四肢舒展、腰腹展开，有利于加强血液循环、舒展经络关节、振奋精神，促进或激发肝脏机能。脑力劳动者更得经常伸懒腰，有利于消除疲劳、舒缓紧张，并能促进新陈代谢，帮助肝脏排毒。

秦医师告诉你 春养肝，伸懒腰

中医认为，春宜养肝，其中最简单的方法当属伸懒腰。这一动作最好在每日清晨与用餐后练习。正确方法为：自然站立，双臂张开尽量向后扩展；头后仰，身体挺直，张嘴深深地打哈欠；再吸气，屏住呼吸后再吐气。

伸臂翻掌转腰操

肝藏血，女子以肝为本，然而女人最容易失掉的就是血，太过操劳，保养不慎，肝易受损而落下妇科疾病，如月经不调、痛经等。《红楼梦》里争强好胜的王熙凤也逃不出妇科病的困扰，“上个月行了经之后，这一个月，竟沥沥地没有止住”，这是为什呢？曹雪芹认为她是“机关算尽太聪明，反误了卿卿性命”。的确，王熙凤一生争强好胜，眼里容不下一粒沙子，每次遇到事情都藏在心里并用某些不正当手段来摆平，做人玲珑八面，最终使得气郁结于心而肝脏受损、肝经堵塞。王熙凤这样的女强人在当今社会已经不再是少数，商界、政界等处处可见英姿飒爽的女性，家里家外两手抓，工作、家庭两座大山压得她们喘不上气，妇科病高发，而且日渐低龄化。所以女性日常保健变得越来越重要，养肝更是首当其冲。

秦医师告诉你 伸臂+翻掌+转腰，养肝效果好

养肝重在保证肝血充足、肝气循行顺畅，进而强化肝脏的疏泄功能，促进肝脏的健康，而伸臂、翻掌、转腰等动作在一定程度上则发挥了养肝护肝之作用，并有助于肝藏血、肝主疏泄等。

【练习步骤】

1.按掌转腰：端坐，两腿分开，两手掌重叠向两腿下按，两臂伸直，略用力，身体缓缓向左右转动3～5次。

2.伸臂翻掌：端坐，两手相握，屈肘置于胸前，用力向左右方向拉，反复做3～5次，然后两手在胸前前后翻掌5～6次。

【练习功效】这两套动作使肢体、腰背用力，发挥着行气血、动关节、通经络的作用，而且肝经循环于两侧肋部，经常做一做这两套动作有助于保证肝经气血畅通。

“嘘”字功

“嘘”字功与“吹”字功同属补气六字诀，字音不同，嘴型不同，对应的脏腑更不同，所起的作用亦不同。“嘘”字功的口型为上下唇微合，产生横向紧绷的感觉，舌尖向前并向内微缩，上下齿有微小细缝。中医认为，“嘘”字功对应肝脏，长期练习，有利于排出肝脏内的毒气，从而保证体内气血充盈，泻肝火的同时补肝气，补元气的同时也养肝脏。

首先，“嘘”字功吸纳清气与真气的途径有两个：一是真气从足大趾大敦穴进入，沿着肝经进入肝脏，发挥着泻肝火、平肝气之功；二是清气通过呼吸从鼻腔纳入，以促进肝脏的气血循行。

另外，冲任二脉与足厥阴肝经相通，隶属于肝。经常练习“嘘”字功，则可使任脉通利、太冲充盛，从而调治生殖系统以及女子月经方面的问题。肝属木，主疏泄，喜条达而恶抑郁，喜升发而恶阻滞。因此，常练“嘘”字功有利于舒展胸腹，起到调理肝脏、舒展郁结之功。“肝开窍于目”，故当嘴发出“嘘”字音时，可将肝经之气引导至眼部，从而有利于改善肝火旺引起的眼疾。再加上练习“嘘”字功时往往动作会引导意念，这必定会加强保肝、养肝、护肝之功效。

秦医师告诉你 “嘘”字功，调养肝脏

补养肝脏可练“嘘”字功，其口诀在于：“嘘以治肝，要两目睁开为之，口吐鼻取，不使耳闻。”也就是说练功前首先要把握三大原则，即松、静、自然。操作步骤如下：

两脚分开站立，两膝微屈，头正直，含胸收腹，腰背挺直，手臂自然下垂，双肘微屈，两手掌轻轻地靠在大腿外侧，全身放松，两眼直视前方，然后用力呼气，发出“嘘”字音。

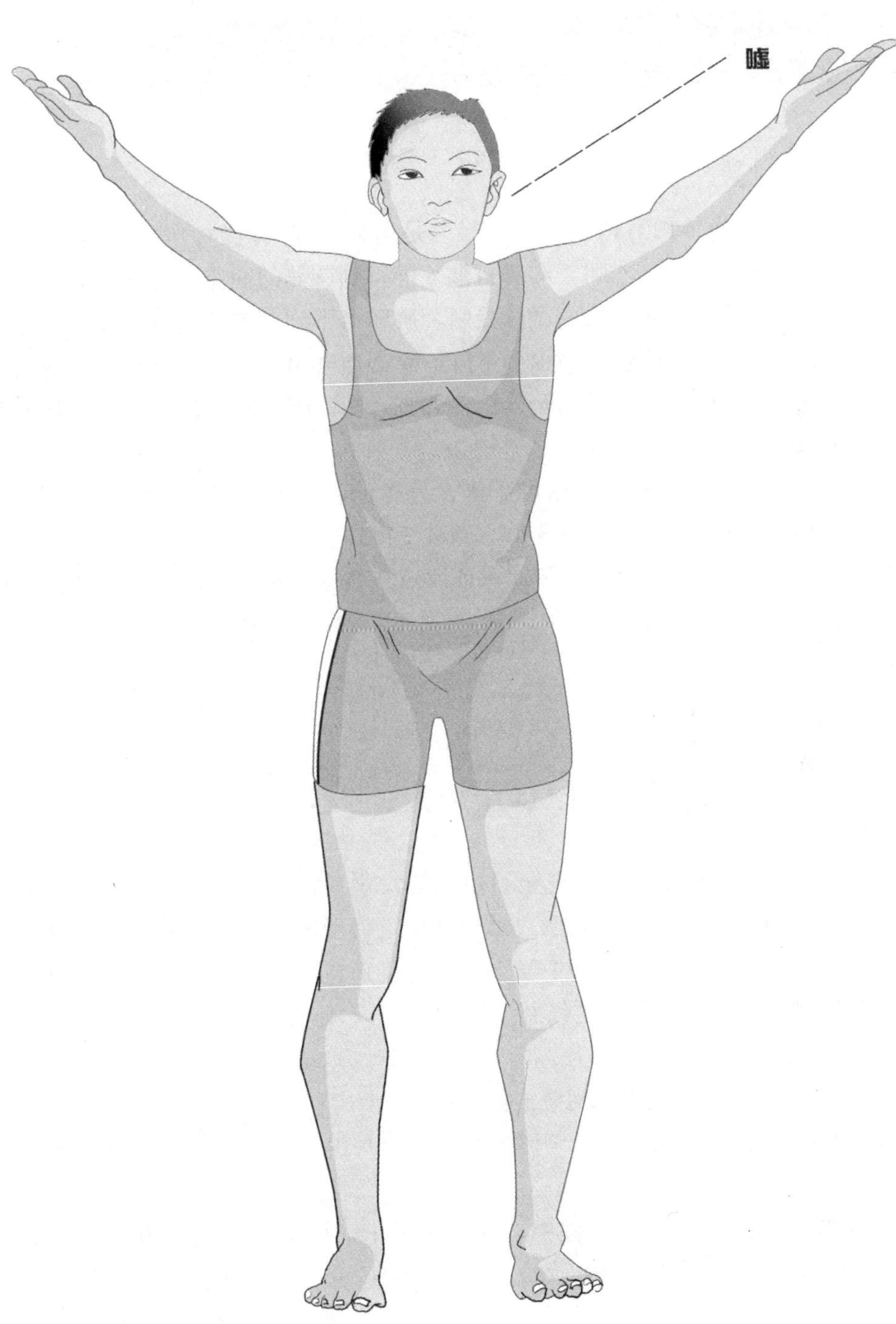
嘘

床上气功

中医认为，人体内有诸多经络，经络是用来运行气血的。唯有气血充盈，经络循行才会顺畅，五脏六腑、周身百骸才能得到营养的润泽，身体才会越来越健康。反之，若经络堵塞，气血循行受阻，脏腑得不到营养的及时补充，生理与活动功能就会下降，人的抵抗力也会下降，身心便会出现不适。而练习气功则可调动全身的气血循行，保证气血充分滋养五脏六腑，因此女人最关心的肝脏也会变得更健康。

练习气功首先就得静心，心静下来，外界的各种诱惑都无法侵入人体，气血耗损降低，脏腑受损的可能性变小，健康变得理所当然。肝主情志，女人坚持练习气功，可保证心神安宁、平和，保证津液气血运行顺畅，以此补肝血、行肝气，达到养肝、护肝之功效。

秦医师告诉你 床上气功，女人要静心

唐代著名的医药学家孙思邈至百岁高龄，这与他每日坚持适当运动密不可分。道家身份的他每天早晨醒来总会在床上做做养生气功。女人同样可以学着孙思邈养生，在练习气功中学会控制与管理自己的情绪，把握情绪的同时避免肝气郁结，保证肝脏之气血运行顺畅。

【练习步骤】仰卧在床上，头与身体平行，双手自然地放在身体两侧，两只脚呈“外八”状，两脚间隔5厘米左右，两手微握拳，舌尖顶住上颌，慢慢地将唾液咽下，再用鼻子慢慢吸气，直至丹田，待气息满之后再用鼻子慢慢呼气。

【练习功效】在这一过程中，浊气被排出，体内的气血充盈，循行畅通，心情得以平和，身体得以放松，肝脏越来越健康，使你远离妇科疾病的困扰。

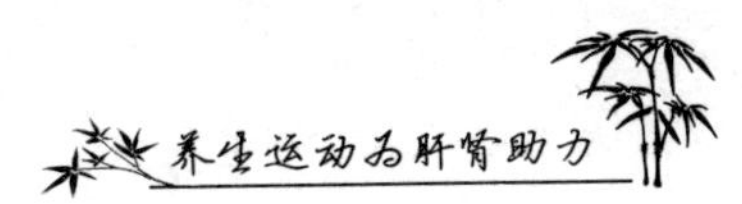

养肝明目手印

手印是一种来源于印度的手指姿势，被称为“穆达沙斯塔”，有着几千年的悠久历史，在诸多古籍中均有记载，是阿育吠陀的组成部分。手印听起来云里雾里，其实在冥想、瑜伽中运用广泛且比较常见。在印度文化里，世界万事万物，乃至人体都是由火、水、地、风、空这5个元素完美结合在一起的。一旦这5个元素失衡，身体就会产生疾病，唯有将这些元素调理平衡或和谐，身体才能康复。这5大元素在人体手指上都能找到对应位置，如大拇指代表火、食指代表风、中指代表空、无名指代表地、小指代表水。所以日常生活中，若能经常练习一些手指姿势，可使5大元素和谐平衡发展，从而维持人体健康。

过了30岁的女人若是肝火太旺盛，经常会失眠多梦、脾气暴躁，甚至月经不调，视物不清，她们多半都会担心自己是否更年期提前了。一般我都会建议这类女士给肝灭灭火，否则更年期真的得提前了。肝要泻火，我更主张用冥想来调理身心健康。冥想时多半需要双腿呈莲花坐姿，双手形似“OK”状，抑或双手合十置于胸前。这是印度手印在冥想中的典型运用，眼睛睁开后往往明亮、清楚了不少。

秦医师告诉你 养肝明目的穆达手印

临床实践已充分证明手印对诸多疑难杂症有卓越的功效，甚至在想要养肝明目、美容护肤的女士中广泛流行开来。下面我将介绍一款着重于养肝明目功效的手印——普然穆达。操作步骤如下：将一手的拇指、无名指、小指指尖捏在一起，其余手指伸展，保持在1小时以内即可。该手印有利于保证肝脏正常的生理功能。

养肝拍手运动

乾隆皇帝好作诗词，曾有一首诗："掌上旋日月，时光欲倒流。周身气血清，何年是白头？"这首诗的意思是，人的手掌上藏着健康的秘密，掌握了这个秘密，时光都能倒流。那么，这个秘密究竟是什么？那就是拍手。我们都知道乾隆皇帝是一个长寿的君王，平日生活中特别注重养生。那么，究其原因，拍手应该是他延年益寿的养生方式之一。现代生活中，清晨锻炼，公园或小区健身区随处可见拍手锻炼的老年人。就连我所诊治的不少女性患者中，若是出现因肝火旺、肝郁气滞导致的失眠、心悸、口苦、便秘、全身乏力、精神不振等症状，我多半会让她们没事拍拍手。

拍手运动看似简单，但其实是一项至刚至阳的养生方式，重在补气。手汇聚阳气，脚汇聚阴气，拍手有利于震动阳气，推动全身气机的运行，从而增强肝脏的疏泄功能，避免肝气郁结，改善或预防肝脏疾病。

秦医师告诉你 简单拍手，神秘护肝

拍手运动宜于早晨进行，可促进气血循行，补肝血足，泻肝火，行肝气，保养肝脏。操作步骤如下：

1.十指分开，手掌对手掌，手指对手指，均匀地拍打双手。刚开始拍打时力度稍轻些，之后再慢慢加大力度。

2.十指略微弯曲，拍打下去时，手指尖与手掌边缘碰触。因拍打面积较小，作用稍差些，所以最好适当延长拍打的时间。

3.双手手背相对并相互拍打。

4.左右手虎口相对，相互拍打。

5.一手的小鱼际一侧拍打另一手掌心，拍打数次之后换另一侧操作。

太极护肝功

金钱、地位本是身外物，加之现代生活如此大的压力，甭管年轻人还是老年人都应该把金钱与地位看得淡一点，而应该更看重革命的本钱——身体。养生再也不是老年人的事儿，很多年轻人工作忙、睡眠不足、缺乏运动、应酬喝酒、经常下馆子吃“大餐”，面色变得越发苍老、走路甚至都显得疲惫不堪、心情也不是很稳定，生活质量明显下降，甚至脂肪肝、肝硬化等患者逐渐趋于低龄化。这是为什么呢？其实原因很简单，肝在重重压力与不良习惯的折磨下受到严重损伤，肝脏的代谢、排毒、解毒、藏血、疏泄功能开始失调，身体状况一天不如一天，精神也跟着来到了“崩溃”的边缘。这时急需养肝、护肝，否则后果将不堪设想。

36岁的陈女士，工作需要晚上不是熬夜加班就是应酬客户，几乎没睡过一个好觉，明明是“一朵花的好时节”，却只能被路人称作大妈，她每次听到这样的称呼就会郁郁寡欢。最近的一次身体检查，陈女士简直不相信自己的眼睛，明明不胖的她居然检查出脂肪肝，她的心情更是跌入谷底。当然，陈女士心知肚明自己患病的原因，毅然地辞去工作，在家休养并及时进行了治疗。她还听从了我的嘱咐，和小区的一位大爷学了学打太极拳。区区半年时间，陈女士来医院复查时，整个人大变样，腿脚灵活，精神头足，面色红润，说话中气十足，整天笑呵呵的，明显年轻漂亮了不少。

练太极拳养生毋庸置疑，但练太极拳护肝就会让不少人感到困惑。其实，太极拳讲究“开合升降”，而且必须保持心境平和，这明显不会给心脏造成负荷，也不容易伤筋动骨，还特别符合疏肝理气的调养风格，所以特别适合老年人与年轻的女性朋友。

中医认为“肝藏血”，经常练练太极拳，则可使肝脏功能恢复正常，肝脏外表的多余脂肪也更容易被代谢掉，血液得以净化，营养才能通达周身，人的情绪好转，气色变得更好，病情也能得到缓解，从而起到养肝护肝、延年益寿的功效。

秦医师告诉你 太极护肝功

每个人都希望身体健康、活到百岁，养生保健的方法也越来越多，但这套太极护肝功除了养肝之外，还可养护其他脏腑，并有利于调节心情，长期坚持练习必有所获。

【练习步骤】

1.面朝东方，自然站立，两脚分开与肩同宽，两膝略微弯曲，收紧小腹，两手臂自然下垂。

2.两手臂慢慢地从身体两侧抬起，然后环抱于胸前，然后左右转动腰部。

【练习效果】促进气血循行，增强肝脏的生理功能，改善肝脏不适，疏通肝气郁结，保证有个好心情。

【练习小叮咛】在整个过程中要将自己想象成自然界的青草绿树，并想象这些青色之气慢慢地进入身体内。如果做不到那就什么都不要想，保持自然匀整的呼吸即可。

根据中医五行理论，东方属木，肝也属木，所以练习这套太极护肝功必须面向东方，以便收到更好的护肝功效。而且，东方是太阳升起的方位，所以在春暖花开的季节，迎着朝阳做这套护肝功，心情会更舒畅，阴阳气血均会调和，身体也会变得更健康。

想要通过这套功法护肝，仅仅面朝东方还是远远不够的，还应该把自己想象成青草绿树，并想着这些青色入肝。

中医认为，青色入肝，这就是臆想青色事物的原因所在，肝因此会重振精神，充分发挥藏血、行气、排毒等功能，预防气血瘀滞，增强身体免疫力。

另外，转动腰部明显可以促进气血循行，并对五脏起到按摩作用，从而改善脏腑功能。而中医认为，“腰为肾之府”，转动腰部在很大程度上就是为了增强肾的生理功能。肾与肝紧密关联，五行中肾属水，肝属木，肾水对肝木具有涵养之功，因此保养肾脏的同时也将有助于养肝、护肝、补肝。